中国医学临床百家·病例精解

首都医科大学附属北京地坛医院

泌尿系统合并感染性疾病

病例精解

金荣华 ◎ 总主编

刘庆军　纪世琪 ◎ 主　编

U0333500

科学技术文献出版社
SCIENTIFIC AND TECHNICAL DOCUMENTATION PRESS

·北京·

图书在版编目（CIP）数据

首都医科大学附属北京地坛医院泌尿系统合并感染性疾病病例精解 / 刘庆军，纪世琪主编. —北京：科学技术文献出版社，2024.3
ISBN 978-7-5235-1182-4

Ⅰ.①首… Ⅱ.①刘… ②纪… Ⅲ.①泌尿系统疾病—感染—病案 Ⅳ.① R69

中国国家版本馆 CIP 数据核字（2024）第 049595 号

首都医科大学附属北京地坛医院泌尿系统合并感染性疾病病例精解

策划编辑：蔡 霞 责任编辑：袁婴婴 责任校对：张永霞 责任出版：张志平

出 版 者	科学技术文献出版社	
地 址	北京市复兴路15号 邮编 100038	
编 务 部	(010) 58882938，58882087（传真）	
发 行 部	(010) 58882868，58882870（传真）	
邮 购 部	(010) 58882873	
官 方 网 址	www.stdp.com.cn	
发 行 者	科学技术文献出版社发行 全国各地新华书店经销	
印 刷 者	北京虎彩文化传播有限公司	
版 次	2024 年 3 月第 1 版 2024 年 3 月第 1 次印刷	
开 本	787×1092 1/16	
字 数	148千	
印 张	13.5	
书 号	ISBN 978-7-5235-1182-4	
定 价	118.00元	

首都医科大学附属北京地坛医院病例精解

编委会

首都医科大学附属北京地坛医院
泌尿系统合并感染性疾病
病例精解

编委会

主　编　刘庆军　纪世琪

副主编　韩志兴

编　　委（按姓氏笔画排序）

王　鑫　李旭瑜　张　玉　张海建　袁鹏飞

崔　义　梁雨润

秘　书　王旭东

主编简介

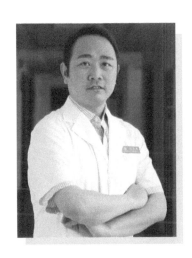

刘庆军

医学博士，主任医师，硕士研究生导师，首都医科大学附属北京地坛医院泌尿外科主任。从事泌尿外科专业工作 20 余年，擅长泌尿外科常见与疑难疾病（肾上腺、肾、输尿管、膀胱、前列腺、尿道等疾病）的诊断及治疗。曾作为访问学者在哈佛大学医学院进行为期 1 年的泌尿系肿瘤信号传导通路及治疗方面的研究。曾主持多项国家自然科学基金及北京市科学技术委员会、中关村科技园区管理委员会"首都临床特色诊疗技术研究及转化应用"专项课题。另参与国家自然科学基金、北京市自然科学基金、首都科学发展基金、"扬帆计划"等多项课题的研究工作。以第一作者或通讯作者发表核心期刊和 SCI 收录论文共 40 余篇。参与编写《泌尿外科手术学》《现代临床泌尿外科学》《神经源性膀胱》《实用泌尿外科查房医嘱手册》等著作。现任首都医科大学泌尿学系常务委员，中国性病艾滋病防治协会学术委员会手术学组委员。

主编简介

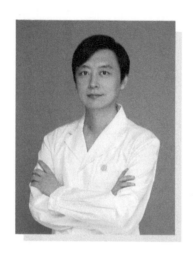

纪世琪

　　医学博士，主任医师。毕业于北京大学医学部，从事泌尿外科专业工作10余年，掌握泌尿外科常见病、多发病的诊断与治疗，擅长泌尿生殖系统肿瘤（肾癌、膀胱癌、前列腺癌）的治疗及泌尿外科微创手术。曾参与国家自然科学基金项目2项、北京市自然科学基金项目1项；主持首都医科大学基础临床合作课题2项、北京市优秀人才青年骨干项目1项、北京医学奖励基金会项目1项、吴阶平医学基金会项目1项；作为副主编参与编写《临床基本技能学》。以第一作者或通讯作者发表核心期刊和SCI收录论文共10余篇。曾获首都医科大学附属北京地坛医院第三届"十佳青年医师"、院级"优秀共产党员"称号，获2014年北京市科学技术三等奖。

序　言

　　疾病诊疗过程，如同胚胎发育过程，在临床实践的动态变化中孕育、萌发、生长和长成。这一过程需要逻辑思维和临床推理，充满了趣味和挑战。临床医生必须知道如何依据基础病理生理学知识来优先选择检查项目并评估获得的信息，向患者提供安全、可靠和有效的诊疗。

　　患者诊疗问题的解决，一方面，离不开医生与患者面对面的沟通交流；另一方面，在以上基础上进行临床推理（涉及可清晰描述的、可识别的和可重复的若干项启发性策略），这一过程包括最初设想的形成、一种或多种假设的产生、问诊策略的进一步扩展或优化，以及适当临床技能的应用，最终找到病症所在。

　　以案为思，以案促诊。"首都医科大学附属北京地坛医院病例精解"丛书中的每个病例都按照病历摘要、病例分析和病例点评进行编写。读者从中可以了解到在获得病史、体格检查信息后，辅助检查项目和诊断措施在每个病例完整资料库的构建中各自所起的作用和相对的价值。弄清主诉的细节，决定哪些部位和功能需要检查，评估所得到的信息，并决定还需要做些什么。书中也有部分疑难病例给出了大量的病症确诊技术应用实例，而这些技术正是临床医生应该带入临床思维活动中并学会选择的。病例分析和病例点评呈现的是临床医生的逻辑思维与积累的临床经验的融合及应用，也包括新技术的应用和对疾病的新认知，鼓励读者在阅读每个案例后提出自己的逻辑推理，然后与编者的逻辑相比较，以便提升自己的诊疗技能，尽可能避免使用不必要的诊断措施。

"地坛人"与传染病和感染性疾病的斗争历经 76 载风雨，医院由单一的传染病科发展成为集防、治、保、康为一体的大型综合医院，以治疗与感染和传染相关的急、慢性疾病为鲜明特点，在临床诊疗中积累了丰富的病例资源。本丛书各分册编委会结合感染性疾病和本学科疾病谱特点，力争展现在诊疗中如何获得并处理患者信息，正确使用临床诊断技巧，得出合理、可信的诊断结论，制订诊疗计划，关注患者结局，提升患者就医体验和减轻患者疾病负担。以丛书形式出版旨在体现临床学科特点，与广大同人分享宝贵经验，拓展临床思维，提升诊疗水平，惠及更多的患者。

　　本丛书的编写凝聚了首都医科大学附属北京地坛医院专家们的智慧，得到了密切合作的兄弟医院专家们的大力支持与帮助，在此表示衷心的感谢。由于近年来工程科学与计算和信息科学进一步结合，推动了生命科学和生物技术的发展，新技术、新材料、新方法不断涌现，加之临床思维又是一个不断精进的过程，而我们也受知识所限，书中若有不足之处，诚望同人批评指正。

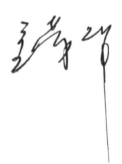

2023 年 12 月于北京

前 言

  《首都医科大学附属北京地坛医院泌尿系统合并感染性疾病病例精解》一书有 4 个章节，共 30 多个病例，主要包括常见泌尿系统疾病的临床思路分析、常用诊疗技术和手术操作等内容。本书在介绍泌尿系统常见疾病的过程中，强调以病例为线索，以临床分析为导向，阐述典型病例合并感染性疾病在临床工作中的诊治思路，以不同的形式介绍有关知识点，整个过程将疾病的临床特点和诊疗思路进行梳理，并通过手术视频更加清楚直观地介绍手术过程。在病例分析部分，可见就诊过程、治疗思路分析、多学科讨论及治疗方式的简述；在病例点评部分，我院专家着重引用近些年的文献及资料，进行相关疾病的分析及梳理，强调了临床工作中需要掌握的重点内容及疾病诊疗方式的标准化程序和新进展。

  我们相信，在广大医务工作者的心中，治病救人是我们的宗旨，但特殊感染性疾病具有传染性，尤其是需要手术的感染性疾病患者，医务人员可能直接与患者的体液接触，存在职业暴露的风险，增加了医务工作人员的心理负担。目前泌尿系统合并感染性疾病且需要手术干预的患者越来越多，作为泌尿外科医生，我们不仅要熟悉普通患者泌尿系统疾病的诊治，在此基础上还得熟练掌握泌尿系统合并感染性疾病患者的诊治。尽管部分感染性疾病患者病情多变，手术风险高，但有时候手术会成为挽救此类患者生命的唯一途径，我们不应将合并感染性疾病的患者拒之门外。

  感染性疾病病情复杂，围手术期感染、出血、职业暴露问题一直是临床医生面临的难点。早期诊断、围手术期抗感染治疗、妥善止血、防止职业暴露等方面都需要扎实的基本功和丰富的临床实践经验。只要临床医生术前对感染性疾病患者进行全面评估，术中在思想上提高警惕，遵守手术操作规范，就可以大大降低围手术期感染、出血、职业暴露等的风险。在此呼吁大家对合并感染性疾病的患者应一视同仁，积极实施手术，同时建立健全职业暴露防护治疗体系，保障医务工作者的安全。首都医科大学附属北京地坛医院（以下简称"地坛医院"）泌尿外科，积累了丰富的病例资料和临床经验，本书通过对地坛医院30余例典型泌尿系统合并感染性疾病病例的介绍，将泌尿系统疾病和感染性疾病的诊疗有机融汇，层层剖析，体现了相关疾病诊疗的最新进展。

目前我国感染性疾病的人数在缓慢增长，且其中大部分人对此较为敏感，在诊疗的同时应注意保护患者的隐私，并对患者进行心理疏导，打消患者的忧虑。出版此书是为了分享地坛医院泌尿外科诊疗此类患者的经验和心得，帮助年轻医师和基层医师提高泌尿系统合并感染性疾病方面的认识和诊疗水平，拓宽视野，更新知识，以更好地应对本专业工作的需求。

纪世琪

目　录

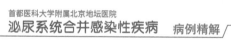
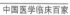

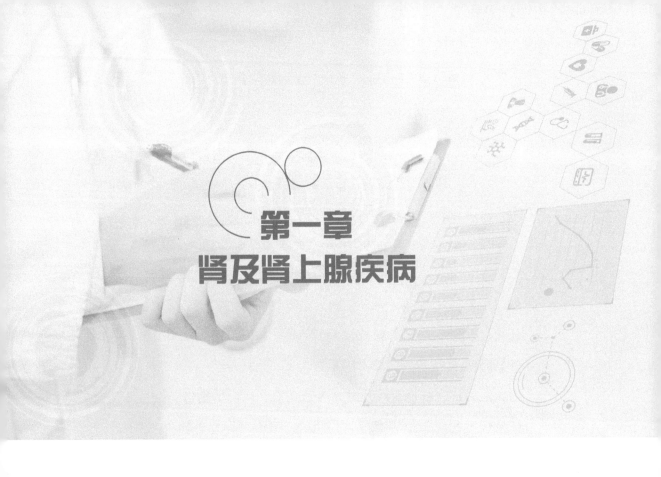

第一章
肾及肾上腺疾病

病例1　肾透明细胞癌合并HIV
感染2例

📋 病历摘要 – 患者A

【基本信息】

患者男性，61岁，主因"左侧腰部不适半年，无痛肉眼血尿1周"门诊入院。

现病史：患者半年前无明显诱因出现左侧腰部不适，无发热，无尿频、尿急、尿痛、血尿等不适，未予以诊治。1周前出现一次全程无痛肉眼血尿，呈淡粉色，无血块，于当地医院行超声检查发现左肾占位，具体不详，遂就诊于我院门诊，完善增强 CT 检查提示左肾富血供肿物，考虑为恶性，肾透明细胞癌可能性大。

既往史：高血压病史 10 年，血压最高 160/100 mmHg，口服硝苯地平片 10 mg 每日一次，血压控制良好；2 型糖尿病 5 年，口服盐酸二甲双胍片 25 mg 每日三次，血糖控制良好；HIV 感染 10 余年，规律口服拉米夫定片 300 mg 每日一次、富马酸替诺福韦二吡呋酯片 300 mg 每日一次、依非韦伦片 200 mg 每日一次，病毒载量测不出。否认冠心病、脑血管病病史，否认乙肝、丙肝、梅毒、结核等其他传染病病史，否认食物、药物过敏史，否认手术、外伤史。

个人史：生于原籍并久居，无地方病疫区居住史，无传染病疫区生活史。吸烟 40 余年，平均 10 支／日，否认饮酒史。已婚，已育。

【体格检查】

生命体征平稳，双肾区无红肿，无隆起，双肾未触及，双肾区无压痛、叩击痛，未闻及血管杂音。双侧输尿管走行区无压痛，未触及肿物。膀胱区无隆起，无压痛。双侧腹股沟未触及肿大淋巴结，双下肢无水肿。

【辅助检查】

实验室检查：血常规、尿常规、便常规、肝肾功能、电解质、凝血功能等无明显异常；辅助性 T 细胞亚群：淋巴细胞 1340 个／μL，T 淋巴细胞 1004 个／μL，CD8$^+$T 淋巴细胞 719 个／μL，CD4$^+$T 淋巴细胞 254 个／μL，CD4$^+$T 淋巴细胞／CD8$^+$T 淋巴细胞 0.35；HIV 病毒载量：未检测到。

影像学检查：泌尿系增强 CT（图 1-1）：左肾中上极可见一分

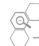

叶状软组织块，大小约 4.1 cm×4.4 cm，病灶密度不均，注入对比剂后病灶呈不均匀强化，静脉期强化降低，左肾静脉和下腔静脉内未见明显异常充盈缺损。计算机断层尿路造影（computer tomography urography，CTU）示双侧肾盂、输尿管及膀胱充盈良好，未见明显狭窄及充盈缺损。

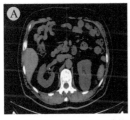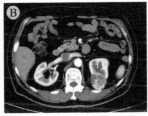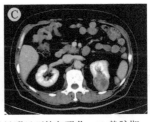

A. 平扫见左肾中上极肿物，最大直径 4.4 cm；B. 动脉期病灶呈明显不均匀强化；C. 静脉期病灶强化降低，低于肾实质。

图 1-1　泌尿系增强 CT

【诊断】

左肾肿物、透明细胞癌（$cT_{1b}N_0M_0$）？高血压 2 级（中危），2 型糖尿病，HIV 感染。

【治疗经过】

入院后积极完善相关检查，左肾肿物诊断明确，考虑肾透明细胞癌可能性大，临床分期 $cT_{1b}N_0M_0$，排除手术禁忌后在全麻下行腹腔镜左肾根治性切除术。

手术经过：腹腔镜进入腹膜后间隙，分离腹膜外脂肪，打开肾周筋膜，沿腰大肌前缘游离至左肾动脉搏动处，解剖肾动脉、静脉，以 Hemlock 分别夹闭左肾动脉、静脉，并切断，完整游离出左肾，用 Hemlock 夹闭左输尿管并切断。撤出腹腔镜器械，取腋前线、腋后线戳孔连线切口，自切口将左肾及部分输尿管取出。

扫码观看手术视频

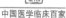
患者术后恢复良好，病理（图1-2）：肾透明细胞癌，WHO分级Ⅱ级，侵至肾被膜，累及肾盂，未见明确脉管内癌栓及神经侵犯。病理分期 $pT_{1b}N_0M_0$。免疫组化：PDL1（−），TFE3（−），RCC（−），EMA（＋），CD10（＋），CD117（−），AE1/AE3（灶状弱＋），CK7（−），Ki-67（约1%＋），P53（−），PD-1（−），Vimentin（−），PAX-8（−）。

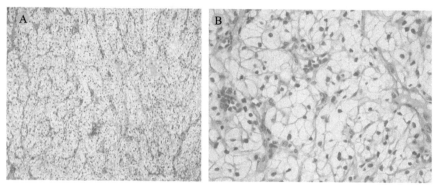

A. HE 染色，×100；B. HE 染色，×400。

图 1-2　术后病理

【随访】

患者术后皮下注射重组人干扰素 α2b 注射液共 3 个月，于术后 3 个月、6 个月、1 年复查胸部及泌尿系 CT，未见肿瘤转移及复发。

病历摘要 – 患者 B

【基本信息】

患者男性，70 岁，主因"发现右肾肿物 3 年余"门诊入院。

现病史：患者 3 年余前于外院体检发现右肾肿物，具体不详，无发热、乏力，无血尿、腰痛，无尿频、尿急等症状，未进一步诊治。4 天前患者因右上腹痛就诊，CT 检查提示右肾占位，与肝及肾上腺分界不清，右肾周围迂曲血管影。

既往史：2 型糖尿病病史 10 年余，现口服盐酸二甲双胍片 25 mg 每日三次，自诉血糖控制可；HIV 感染 8 余年，规律口服拉米夫定片 300 mg 每日一次、富马酸替诺福韦二吡呋酯片 300 mg 每日一次、依非韦伦片 200 mg 每日一次，病毒载量测不出。否认高血压、冠心病、脑血管病病史，否认乙肝、丙肝、梅毒、结核等其他传染病病史，否认食物、药物过敏史，否认手术、外伤史。

个人史：生于原籍并久居，无地方病疫区居住史，无传染病疫区生活史。吸烟 30 余年，平均 20 支 / 日，已戒烟 5 年；饮酒 30 余年，平均 3 ～ 4 两 / 日，已戒酒 5 年。已婚，已育。

【体格检查】

生命体征平稳，BMI 34.89 kg/m^2。双肾区无红肿，无隆起，双肾区未触及包块，左肾区叩击痛阴性，右肾区叩击痛阳性，双侧未闻及血管杂音。双侧输尿管走行区无压痛，未触及肿物。膀胱区无隆起，无压痛。双侧腹股沟未触及肿大淋巴结，双下肢无水肿。

【辅助检查】

实验室检查：血常规、尿常规、便常规、肝肾功能、电解质、凝血功能等无明显异常；辅助性 T 细胞亚群：淋巴细胞 1130 个 /μL，T 淋巴细胞 976 个 /μL，CD8$^+$T 淋巴细胞 658 个 /μL，CD4$^+$T 淋巴细胞 238 个 /μL，CD4$^+$T 淋巴细胞 /CD8$^+$T 淋巴细胞 0.36；HIV 病毒载量：未检测到。

影像学检查：泌尿系增强 CT（图 1-3）：右肾上极见团块状软组织密度影，边界清，大小约 8.5 cm×7.2 cm×6.3 cm，其内见斑片状低密度灶，增强扫描动脉期见明显强化，静脉期见强化减低，周围见多发动脉小血管影，病变侵及肝右叶、右侧肾上腺。

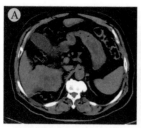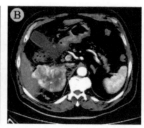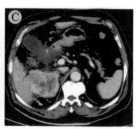

A. 平扫右肾上极见团块状软组织密度影，边界清，大小约 8.5 cm × 7.2 cm × 6.3 cm，内见斑片状低密度灶；B. 动脉期见病灶明显不均匀强化，周围见多发动脉小血管影，病变侵及肝右叶、右侧肾上腺；C. 静脉期见病灶强化减低。

图 1-3　泌尿系增强 CT

【诊断】

右肾肿物、透明细胞癌（$cT_4N_0M_0$）？2 型糖尿病，HIV 感染。

【治疗经过】

入院后积极完善相关检查，右肾肿物诊断明确，考虑肾透明细胞癌可能性大，临床分期 $cT_4N_0M_0$。CT 见右肾肿物侵及肝右叶，经普外科医生会诊，具有肝肾联合手术指征，必要时行肝右叶切除术。排除手术禁忌后在全麻下行腹腔镜中转开腹探查术。

手术经过：腹腔镜进入腹膜后间隙，分离腹膜外脂肪，打开肾周筋膜，见肾周脂肪较多，空间受限，且脂肪囊内较多迂曲扩张血管，极易破裂出血，肾门处粘连明显，解剖困难，遂游离肾脏背侧、腹侧、肾下极，肾上极与周边组织粘连严重且易出血，腔镜分离困难，决定中转开腹。更换平卧位后取右侧肋缘下切口，长约 20 cm，进入腹腔，沿结肠旁沟打开侧腹膜进入腹膜后间隙，沿肾下极腹侧向上分离至肾门，解剖肾动静脉，以 Hemlock 分别夹闭左肾动脉、静脉，并切断。其间肾周迂曲血管破裂出血多次，均妥善止血。再次尝试游离肾上极，见肾上极与周边组织粘连严重，与肝脏呈浸润性生长，普外科医生台上会诊，肝右叶与周边组织粘连固定，手术困难。直视下取右肾上极肿物组织送病理后关腹。

患者术后恢复良好，病理（图1-4）：肾透明细胞癌，WHO分级Ⅱ级。病理分期 $pT_4N_0M_0$。免疫组化：CD10（+），CD117（−），CK（AE1/AE3）（+），CK7（−），Ki-67（10%+），P53（突变型），Vimentin（+），PAX-8（+），P504S（灶状+），CAM5.2（+）。

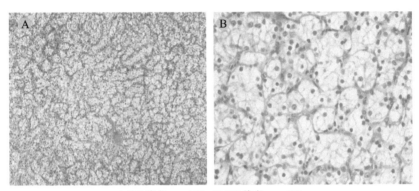

A. HE 染色，×100；B. HE 染色，×400。

图 1-4　术后病理

【随访】

患者于术后口服苹果酸舒尼替尼 50 mg 每日一次，服药4周，停药2周。用药期间建议患者门诊复查实验室及影像学检查，家属拒绝，服用靶向药1年后失访。

病例分析

患者A

1.病例特点

（1）患者为老年男性，慢性起病，病程长。

（2）临床表现：患者半年前出现左侧腰部不适，1周前出现一次全程无痛肉眼血尿，呈淡粉色，无血块。

（3）既往史：高血压病史10年，血压最高160/100 mmHg，口服药物治疗，血压控制良好；2 型糖尿病 5 年，口服药物治疗，血糖控制良好；HIV 感染 10 余年，规律治疗后病情平稳。

（4）体格检查：生命体征平稳，专科查体未见明显异常。

（5）辅助检查：泌尿系增强 CT 示左肾中上极一分叶状软组织块，大小约 4.1 cm×4.4 cm，病灶密度不均，注入对比剂后病灶呈不均匀强化，静脉期强化降低，左肾静脉和下腔静脉内未见明显异常充盈缺损。

2. 诊疗思路分析

（1）患者有腰部不适及血尿症状，CT 见左肾中上极大小约 4.1 cm×4.4 cm 肿物，呈不均匀明显强化，静脉期强化降低，符合肾透明细胞癌的典型影像学表现，临床诊断为肾透明细胞癌，分期为 $cT_{1b}N_0M_0$。

（2）鉴别诊断：①肾囊肿：该病为良性病变，B 超提示肾实质内无回声液性占位。CT 平扫密度为低密度，接近于水，增强后无强化；本患者 CT 表现与肾囊肿不相符，可排除。②肾错构瘤：该病为良性病变，可有血尿、腰痛、发热等不适。B 超检查若脂肪比例高，则为高回声；若脂肪比例低，可为低回声或无回声。CT 值随瘤体脂肪比例变化而变化，其最低 CT 值为负值。本患者暂时不能排除此诊断，需病理进一步明确。

（3）患者合并有血尿症状，结合影像学检查，考虑存在肾盂侵犯可能，故选择根治性肾切除术。术后病理证实：肾透明细胞癌，WHO 分级 Ⅱ 级，侵至肾被膜，累及肾盂。病理分期 $pT_{1b}N_0M_0$。肾癌的发病机制较为复杂，对大部分化疗药物表现出抵抗，术后注射干扰素已成为目前常用的治疗方案。患者用药期间耐受性良好，除低热、肌肉酸痛外无其他不良反应。

3. 多学科讨论

（1）患者左肾肿物诊断明确，透明细胞癌可能性大，临床分期为 $cT_{1b}N_0M_0$，累及肾盂可能，具有手术指征，拟行腹腔镜左肾根治性切除术，术中熟悉解剖，轻柔操作，防止职业暴露。严格止血，严格无菌操作，围手术期预防性使用抗生素。

（2）患者既往 HIV 感染病史多年，且已规律治疗，$CD4^+T$ 淋巴细胞 254 个 /μL，$CD4^+T$ 淋巴细胞 /$CD8^+T$ 淋巴细胞 0.35；HIV 病毒载量未检测到。无明确手术禁忌证。术后应用抗生素，注意感染风险。

患者 B

1. 病例特点

（1）患者为老年男性，慢性起病，病程长。

（2）临床表现：患者 3 年余前发现右肾肿物，未予以治疗，4 天前出现右上腹痛。

（3）既往史：2 型糖尿病病史 10 年余，口服药物治疗，血糖控制可；HIV 感染 8 余年，规律治疗后病情平稳。

（4）体格检查：生命体征平稳，BMI 34.89 kg/m²，右肾区叩击痛阳性，余专科查体未见明显异常。

（5）辅助检查：泌尿系增强 CT 示右肾上极见团块状软组织密度影，边界清，大小约 8.5 cm × 7.2 cm × 6.3 cm，其内见斑片状低密度灶，增强扫描动脉期见明显强化，静脉期见强化减弱，周围见多发动脉小血管影，病变侵及肝右叶、右侧肾上腺。

2. 诊疗思路分析

（1）患者 3 年余前发现右肾肿物，4 天前出现右上腹痛，CT 见右肾上极团块状软组织密度影，边界清，大小约 8.5 cm × 7.2 cm × 6.3 cm，

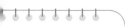

动脉期见明显不均匀强化，病变侵及肝右叶、右侧肾上腺，临床诊断考虑肾透明细胞癌，临床分期为 $cT_4N_0M_0$。

（2）鉴别诊断：①肾错构瘤：为良性病变，可有血尿、腰痛、发热等不适。CT 表现为低密度为主的混合性密度肿块，动脉期可见肿块不均匀强化，但不会向周围组织浸润侵犯，CT 值随瘤体脂肪比例变化而变化，其最低 CT 值为负值。本患者暂时不能排除此诊断，需病理进一步明确。②肾上腺皮质腺癌：为肾上腺来源的恶性肿瘤，患者可表现出内分泌相关症状，包括皮质醇增多症、男性化或男性乳房发育症，CT 示肿瘤形态不规则，肿瘤密度不均匀，呈不均匀明显强化，对肾脏常造成压迫。本患者无内分泌相关临床表现，但影像学暂时不能排除此诊断，需病理进一步明确。

（3）患者术前怀疑肿瘤侵犯肝脏右叶，经普外科医生会诊后认为具有肝肾联合手术指征，必要时行肝右叶切除术。术中因瘤体周围迂曲扩张血管反复破裂出血、瘤体与周边组织粘连严重，未顺利切除肿瘤，仅行穿刺活检术。术后病理证实：肾透明细胞癌，WHO分级Ⅱ级。病理分期 $pT_4N_0M_0$。

3. 多学科讨论

（1）患者右肾肿物诊断明确，透明细胞癌可能性大，CT 提示瘤体侵及肝右叶、右侧肾上腺，临床分期为 $cT_4N_0M_0$，具有手术指征，拟行后腹腔镜探查术，切除病灶。术中熟悉解剖，轻柔操作，防止职业暴露。严格止血，警惕延迟性出血。严格无菌操作，围手术期预防性使用抗生素。

（2）考虑患者为右肾恶性肿瘤，CT 提示瘤体侵及肝右叶可能，经普外科医生会诊，具有肝肾联合手术指征，必要时行肝右叶切除术。

（3）患者既往 HIV 感染病史多年，且已规律治疗，CD4$^+$T 淋巴细胞 238 个 /μL，CD4$^+$T 淋巴细胞 /CD8$^+$T 淋巴细胞 0.36；HIV 病毒载量未检测到。无明确手术禁忌证。术后应用抗生素，注意感染风险。

刘庆军教授病例点评

肾细胞癌（renal cell carcinoma，RCC）是泌尿系统最常见的恶性肿瘤，全球每年超 40 万人患肾细胞癌，其中最常见的类型是肾透明细胞癌，比例约占 80%。近年来，多数患者为体检 B 超时发现，出现"血尿、腰痛、腹部肿块"等晚期症状的病例越来越少。CT 已成为肾癌诊断最重要的方法，可以准确测定肿瘤的大小、CT 值和肾脏血管情况，对肾癌的诊断和分期极为重要。外科手术是局限性肾癌首选治疗方法，根据《中国泌尿外科和男科疾病诊断治疗指南》（2019 版），针对临床分期 T_{1a} 期（肿瘤 ≤ 4 cm）、肿瘤位于肾脏周边、单发的无症状肾癌，保留肾单位手术（nephron sparing surgery，NSS）已成为首选的手术方案，而对于临床分期在 T_{1a} 期以上或者怀疑有肾盂侵犯的患者，推荐选择根治性肾切除术。

针对肾癌术后的辅助治疗长期缺乏有效的药物，尽管局限性肾癌术后 5 年生存率可达 80% ～ 95%，但高危风险的非转移性肾癌术后 5 年内复发及转移的风险达 30% ～ 40%。局限性肾透明细胞癌患者术后使用干扰素进行辅助治疗，可通过抗细胞增殖作用、直接细胞毒性作用等多种机制，提高患者机体免疫水平，达到预防肿瘤复发、改善预后的目的。患者 A 具有血尿症状，术后病理提示肿瘤侵犯至肾盂，具有肿瘤复发进展的高危因素，故选择重组人干扰

素 α2b 辅助治疗，安全性及有效性良好。

　　RCC 对传统的放化疗不敏感，晚期患者生存预后不佳。目前靶向治疗已成为 RCC 主要的系统性治疗，研究表明舒尼替尼的中位无进展生存期（mPFS）为 8.1 ～ 10.4 个月，中位总生存期（mOS）为 22.3 ～ 34.0 个月。晚期 RCC 一线靶向药治疗推荐为培唑帕尼和舒尼替尼，两者长期疗效相当，治疗相关毒性不同，对于基础骨髓储备功能差的患者推荐选择培唑帕尼，对于基础肝功能差及肝病患者推荐选择舒尼替尼。患者 B 在 3 年前发现右肾肿物后未及时治疗，失去了最佳手术时机，此次手术时瘤体已与周围组织、肝脏浸润、固定，虽然肾门血管已阻断，但周围滋养血管十分丰富，术后继续口服苹果酸舒尼替尼治疗，无显著不良反应，随访 1 年后失访。

　　截至 2021 年 10 月，我国共有 114 万人感染 HIV，研究表明，感染 HIV 后，患者会出现免疫抑制和慢性免疫活化，从而增加患恶性肿瘤风险，且各个系统均可发生，临床上应更加重视艾滋病合并恶性肿瘤的诊疗，增强对艾滋病合并恶性肿瘤的认识，通过早发现、早治疗延长患者的生存期。

【参考文献】

[1] CHAKIRYAN N H, JIANG D D, GILLIS K A, et al. Real-world survival outcomes associated with first-line immunotherapy, targeted therapy, and combination therapy for metastatic clear cell renal cell carcinoma. JAMA Network Open, 2021, 4（5）: e2111329.

[2] 王煦，洪楠，尹平，等 . 基于 CT 影像组学预测肾透明细胞癌 ISUP 分级及病理分期的研究 . 临床放射学杂志，2022，41（4）：670-675.

[3] HONG M Z, WAN Q C, RONG S Z, et al. Changing cancer survival in China during 2003-15: a pooled analysis of 17 population-based cancer registries. Lancet

笔记

Global Health，2018，6（5）：e555-e567.

[4] SCHMIDINGER M，PORTA C，OUDARD S，et al. Real-world experience with sunitinib treatment in patients with metastatic renal cell carcinoma：clinical outcome according to risk score. Clinical Genitourinary Cancer，2020，18（5）：e588-e597.

[5] 中国抗癌协会泌尿男生殖系肿瘤专业委员会肾癌学组 . 晚期肾透明细胞癌一线靶向治疗的优化选择中国专家共识（2022）. 临床泌尿外科杂志，2022，37（5）：329-337.

[6] HOFFMANN C，HENTRICH M，GILLOR D，et al. Hodgkin lymphoma is as common as non-Hodgkin lymphoma in HIV-positive patients with sustained viral suppression and limited immune deficiency：a prospective cohort study. HIV Med，2014，16（4）：261-264.

（王旭东　整理）

病例 2　肾复杂囊肿合并 HBV 感染、肝硬化

📋 病历摘要

【基本信息】

患者男性，49 岁，主因"发现右肾肿物 2 天"门诊入院。

现病史：患者 2 天前行腹部增强 MRI 检查见右肾囊性病变，边界清，横径 2.0 cm，增强扫描内可见分隔样强化及软组织密度影，考虑为 Bosniak Ⅳ级。患者无发热、乏力，无血尿、腰痛，无尿频、尿急。

既往史：发现 HBV 感染 20 余年，肝硬化、食管胃底静脉曲张 7 年余，2 年前发现原发性肝癌，于我院行肝动脉化疗栓塞术和射频消融术，1 年前因肝癌复发再次于我院行肝动脉化疗栓塞术和射频消融术；否认高血压、冠心病、糖尿病病史，否认梅毒、艾滋病、结核等其他传染病病史，否认食物、药物过敏史，否认外伤、输血史。

个人史：生于原籍并久居，无地方病疫区居住史，无传染病疫区生活史，否认吸烟、饮酒史。已婚，已育。

【体格检查】

生命体征平稳，双肾区无红肿，无隆起，双肾未触及，双肾区无压痛、叩击痛，未闻及血管杂音。双侧输尿管走行区无压痛，未触及肿物。膀胱区无隆起，无压痛。双侧腹股沟未触及肿大淋巴结，双下肢无水肿。

【辅助检查】

实验室检查：①血常规：白细胞 3.36×10^9/L，中性粒细胞 1.55×10^9/L，血红蛋白 146 g/L，血小板 96×10^9/L；②血生化：谷丙转氨酶 46.8 U/L，谷草转氨酶 68.7 U/L，总胆红素 59.1 µmol/L，直接胆红素 19.3 µmol/L，白蛋白 40.6 g/L；③凝血功能：凝血酶原时间 15.50 s，凝血酶原活动度 59%，活化部分凝血活酶时间 33.30 s，国际标准化比值 1.44，凝血酶时间 16.6 s；余化验结果无明显异常。

影像学检查：腹部增强 MRI（图 2-1）示右肾囊性病变，边界清，横径 2.0 cm，增强扫描内可见分隔样强化及软组织密度影，考虑为 Bosniak Ⅳ级。肝脏占位介入术后，肝内未见恶性病变残存及复发。肝硬化、脾大、食管胃底静脉曲张，肝门区海绵样变。

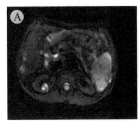 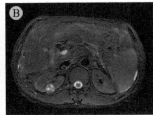 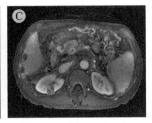

A. DWI 见右肾高信号；B. T_2 见右肾高信号及分隔；C. 增强扫描见右肾囊性病变内软组织
密度影及分隔样强化。

图 2-1 腹部增强 MRI

【诊断】

右肾复杂囊肿 Bosniak Ⅳ级透明细胞癌（$cT_{1a}N_0M_0$）？慢性乙型病毒性肝炎，肝硬化，脾大，食管胃底静脉曲张，肝功能异常，白细胞减少，血小板减少，肝恶性肿瘤史。

【治疗经过】

入院后积极完善相关检查，右肾复杂囊肿诊断明确，Bosniak Ⅳ级，考虑恶性肿瘤，肾透明细胞癌可能性大。患者肝硬化所致白细胞、血小板偏低，肝功能异常，凝血功能差，给予患者相应升白细胞、升血小板、保肝治疗后，白细胞 $6.3 \times 10^9/L$、中性粒细胞 $2.58 \times 10^9/L$、血小板 $185 \times 10^9/L$、谷丙转氨酶 35.2 U/L、谷草转氨酶 30.6 U/L。充分评估手术风险，排除手术禁忌后在全麻下行腹腔镜中转开放右肾部分切除术。

手术经过：腹腔镜进入腹膜后间隙，分离腹膜外脂肪，打开肾周筋膜，于肾门处解剖右肾动脉，在肾被膜外游离右肾，可见肿瘤位于肾门水平背侧，囊实性，大小约 2 cm×2 cm，表面突出，包膜完整，因术中创面渗血、术野欠佳且右肾囊实性病变恶性可能性大，腔镜下操作致其破裂、肿瘤种植风险较高，故中转开放手术。取腋前线、腋后线戳孔连线切口，长约 12 cm，用动脉夹阻断肾动脉，将肿物完整切除，用 2-0 可吸收倒刺线连续缝合肾实质。开放肾动脉，探查肾脏红润，血运良好，创面无明显出血。

患者术后恢复良好，病理（图 2-2）：肾透明细胞癌，WHO 分级Ⅱ级。肿瘤未及被膜及切缘。免疫组化：PAX-8（＋），GATA3（－），CD10（＋），CD117（－），AE1/AE3（＋），CK7（部分＋），CAM5.2（＋），Ki-67（约 10%＋），P53（部分＋），Vimentin（＋）。

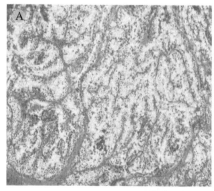
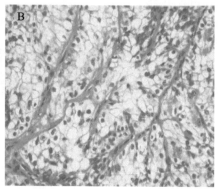

A. HE 染色，×100；B. HE 染色，×400。

图 2-2 术后病理

【随访】

患者于术后 3 个月、半年、1 年复查胸部及泌尿系 CT，未见肿瘤转移及复发。

病例分析

1. 病例特点

（1）患者为中年男性，隐匿起病，病程短。

（2）临床表现：患者 2 天前发现右肾囊性病变，无发热、乏力，无血尿、腰痛等症状。

（3）既往史：发现 HBV 感染 20 余年，肝硬化、食管胃底静脉曲张 7 年余，2 年前发现原发性肝癌，于我院行肝动脉化疗栓塞术和射频消融术，1 年前因肝癌复发再次于我院行肝动脉化疗栓塞术和射频消融术。

（4）体格检查：生命体征平稳，专科查体未见明显异常。

（5）辅助检查：腹部增强 MRI 示右肾囊性病变，边界清，横径 2.0 cm，增强扫描内可见分隔样强化及软组织密度影，考虑为 Bosniak Ⅳ级。

2. 诊疗思路分析

（1）患者无任何不适症状，复查腹部 MRI 时发现右肾囊性病变，边界清，增强扫描内可见分隔样强化及软组织密度影，考虑为 Bosniak Ⅳ级复杂囊肿，肾透明细胞癌（$cT_{1a}N_0M_0$）可能。

（2）鉴别诊断：①单纯肾囊肿：为良性病变，MRI 表现为均匀的水样信号，囊壁比较光滑，增强后无强化、分隔及软组织密度影，本患者 MRI 表现与单纯肾囊肿不相符，可暂时排除，需病理进一步明确诊断。②肾错构瘤：为良性病变，可有血尿、腰痛、发热等不适，MRI 信号与肿瘤内血管、肌肉、脂肪成分的比例有关，血管、肌肉多呈长 T_1、长 T_2 信号或中等信号。脂肪呈高信号，脂肪抑制序列可选择性使脂肪信号降低。本患者暂时不能排除此诊断，需病理进一步明确。

（3）患者拟行腹腔镜肾部分切除术，术中创面渗血可能与肝硬化、凝血功能差有关，术野欠佳，腔镜下操作致其破裂、肿瘤种植风险较高，故中转开放顺利完成肾部分切除术。术后病理证实：肾透明细胞癌，WHO 分级 II 级。肿瘤未及被膜及切缘。病理分期 $pT_{1a}N_0M_0$。

3. 多学科讨论

（1）右肾复杂囊肿诊断明确，Bosniak IV 级，考虑恶性肿瘤，肾透明细胞癌可能性大，具有手术指征，术中熟悉解剖，轻柔操作，避免肿瘤破裂，防止职业暴露。严格止血，术后卧床 2～3 天，警惕延迟性出血。严格无菌操作，围手术期预防性使用抗生素。

（2）患者既往有 HBV 感染、肝硬化、肝恶性肿瘤病史，目前白细胞、血小板偏低，肝功能异常，凝血功能差，围手术期出血、感染风险较高，术前给予患者相应升白细胞、升血小板、保肝治疗，将手术风险降到最低。

刘庆军教授病例点评

肾复杂囊肿的诊断采用 Bosniak 分级，I 级为单纯肾囊肿，轮廓规则，境界清楚，均质，没有分隔、钙化，CT 无强化表现；II 级可能有薄的分隔（＜1 mm），有较好的钙化（通常是 1～2 mm

的小钙化灶，呈线状出现在囊壁或分隔上）、小的高密度囊肿（直径＜3 cm，CT 值＞20 HU），CT 无强化表现；ⅡF 级处于Ⅱ级和Ⅲ级之间，可能含有较多薄的分隔或稍增厚，但分隔光滑，可能有结节样钙化，但 CT 无明显强化，或大的高密度囊肿（直径＞3 cm，CT 值＞20 HU）；Ⅲ级表现为厚而不规则的囊壁和（或）囊壁结节化，也可以显示强化的分隔（通常是多个），并且是不规则增厚和（或）钙化；Ⅳ级表现为厚而不规则的囊壁和（或）粗大、结节状增厚的分隔，还能在囊壁或分隔附近观察到增强的软组织成分。分级越高，恶性可能越大，Ⅰ级和Ⅱ级为良性病变，但ⅡF 级可能存在恶性病变，Ⅲ级中大约有 50% 的患者为恶性病变；Ⅳ级中有超过 80% 的患者为恶性肿瘤，通过影像学检查，不难做出判断。

本中心结合临床实际经验，认为复杂肾囊肿存在恶性可能，如行囊肿去顶术，存在肿瘤播散种植的风险，且二次手术时因组织粘连，手术难度明显增加。腹腔镜肾部分切除术治疗囊性肾癌已被证实是安全有效的。既往研究探讨了腹腔镜肾部分切除术治疗多房囊性肾癌的疗效，并与开放手术进行比较，结果显示随访 37.8 个月，未见肿瘤复发，故临床中推荐选择腹腔镜肾部分切除术，无论病理结果为良性还是恶性，均可以达到治疗目的，并保留肾脏。手术的关键点是准确定位病变并将其完整切除，必要时为了防止肿瘤破裂可中转开放手术。该患者右肾复杂囊肿为Bosniak Ⅳ级，手术指征明确，因肝硬化、凝血功能差，腹腔镜操作过程中创面渗血，术野欠佳，为降低出血、瘤体破裂、肿瘤种植风险，故中转开放手术。

【参考文献】

[1] 黄健. 中国泌尿外科和男科疾病诊断治疗指南：2019 版. 北京：科学出版社，2019：655-657.

[2] SILVERMAN S G, PEDROSA I, ELLIS J H, et al. Bosniak classification of cystic renal masses, version 2019：an update proposal and needs assessment. Radiology, 2019（2）：475-488.

[3] XU B, WANG J J, MI Y, et al. Laparoscopic versus open partial nephrectomy for multilocular cystic renal cell carcinoma：a direct comparison based on single-center experience. Urologia Internationalis, 2015, 94（1）：83-87.

（王旭东　整理）

病例 3　肾嫌色细胞癌合并梅毒

病历摘要

【基本信息】

患者女性，30 岁，主因"发现左肾肿物 1 周"门诊入院。

现病史：患者 1 周前于当地医院体检行腹部超声检查提示左肾肿物，具体不详，遂进一步完善增强 CT 检查，见左肾中上极肿物，直径约 3.5 cm，边界清楚，密度均匀，CT 值 42 HU，增强扫描见均匀强化，CT 值 70 HU，明显低于肾实质。患者无发热、乏力，无血尿、腰痛，无尿频、尿急。

既往史：5 年前发现感染梅毒（Ⅰ期），苄星青霉素 240 万 U，分两侧臀部肌内注射，每周 1 次，共 4 次，规律治疗后已痊愈。否认高血压、冠心病、糖尿病病史，否认乙肝、艾滋病、结核等其他传染病病史，否认食物、药物过敏史，否认手术、外伤、输血史。

个人史：生于原籍并久居，无地方病疫区居住史，无传染病疫区生活史，否认吸烟、饮酒史。已婚，已育。

【体格检查】

生命体征平稳，双肾区无红肿，无隆起，双肾未触及，双肾区无压痛、叩击痛，未闻及血管杂音。双侧输尿管走行区无压痛，未触及肿物。膀胱区无隆起，无压痛。双侧腹股沟未触及肿大淋巴结，双下肢无水肿。

【辅助检查】

实验室检查：血常规、尿常规、便常规、肝肾功能、电解质、

笔记

凝血功能等无明显异常。梅毒螺旋体明胶凝集试验：阳性；甲苯胺红不加热血清试验：阴性；快速血清反应素试验：阴性。

影像学检查：泌尿系增强 CT（图 3-1）：左肾中上极肿物，直径约 3.5 cm，边界清楚，密度均匀，CT 值 42 HU，增强扫描见均匀轻度强化，CT 值 70 HU，明显低于肾实质。

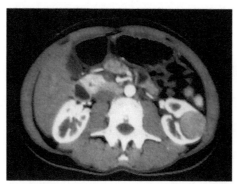

动脉期见左肾肿物，直径约 3.5 cm，边界清楚，均匀轻度强化。

图 3-1 泌尿系增强 CT

【诊断】

左肾肿物、嫌色细胞癌（$cT_{1a}N_0M_0$）? 梅毒血清反应阳性。

【治疗经过】

入院后积极完善相关检查，左肾肿物诊断明确，嫌色细胞癌可能，临床分期 $cT_{1a}N_0M_0$，排除手术禁忌后在全麻下行腹腔镜左肾部分切除术。

手术经过：腹腔镜进入腹膜后间隙，清理腹膜外脂肪，打开肾周筋膜，于肾门处仔细解剖肾动脉，依次在肾被膜外游离左肾，可见肿瘤位于左肾背侧，表面突出，包膜完整。用动脉夹阻断肾动脉，将肿物完整切除送病理，用 2-0 可吸收倒刺线连续缝合肾实质。开放肾动脉，探查肾脏红润，血运良好，创面无明显出血。

扫码观看手术视频

笔记

患者术后恢复良好，术后病理（图 3-2）：肾嫌色细胞癌，肿瘤未及被膜及切缘。病理分期 $pT_{1a}N_0M_0$。免疫组化：CD10（胞浆 +），CD117（+），CK（AE1/AE3）（+），CK7（+），CK8（+），Ki-67（1%+），Vimentin（−）。

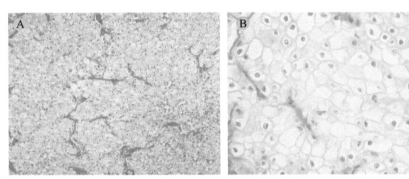

A. HE 染色，×100；B. HE 染色，×400。

图 3-2 术后病理

【随访】

患者于术后 3 个月、6 个月、1 年复查胸部及泌尿系 CT，未见肿瘤转移及复发。

病例分析

1. 病例特点

（1）患者为青年女性，隐匿起病，病程短。

（2）临床表现：患者检查发现左肾肿物 1 周，无发热、乏力，无血尿、腰痛等症状。

（3）既往史：5 年前发现感染梅毒（Ⅰ期），规律治疗后已痊愈。

（4）体格检查：生命体征平稳，专科查体未见明显异常。

（5）辅助检查：泌尿系增强 CT 示左肾中上极占位，直径约

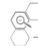

3.5 cm，边界清楚，密度均匀，CT 值 42 HU，增强扫描见均匀强化，CT 值 70 HU，明显低于肾实质。

2. 诊疗思路分析

（1）患者无任何不适症状，CT 见左肾中上极肿物，密度均匀，增强扫描见均匀轻度强化，且明显低于肾实质，符合肾嫌色细胞癌的典型影像学表现，临床分期为 $cT_{1a}N_0M_0$。

（2）鉴别诊断：①肾透明细胞癌：该病为恶性病变，可有腰痛、血尿、腹部包块等症状，现多为体检发现，CT 见肾实质内不规则或类圆形软组织占位，平扫呈低密度，增强后明显不均匀强化。本患者暂不能除外，待术后病理进一步鉴别诊断。②肾囊肿：该病为良性病变，CT 平扫肿瘤密度为低密度，接近于水，增强后无强化。本患者影像学表现与肾囊肿不相符，可排除此诊断。③肾错构瘤：该病为良性病变，可有血尿、腰痛等不适，现多为体检发现，CT 表现为低密度为主的混合性密度肿块，动脉期可见肿块不均匀强化，其最低 CT 值为负值。本患者暂时不能排除此诊断，需病理进一步明确。

（3）患者符合腹腔镜肾部分切除术指征，术后病理证实为肾嫌色细胞癌，肿瘤未及被膜及切缘。病理分期为 $pT_{1a}N_0M_0$。

3. 多学科讨论

（1）患者左肾肿物诊断明确，符合肾嫌色细胞癌的典型影像学表现，临床分期为 $cT_{1a}N_0M_0$，具有手术指征，拟行腹腔镜左肾部分切除术，术中熟悉解剖，轻柔操作，防止职业暴露。严格止血，术后卧床 2 ～ 3 天，警惕延迟性出血。严格无菌操作，围手术期预防性使用抗生素。

（2）患者 5 年前发现感染梅毒（Ⅰ期），苄星青霉素 240 万 U，分两侧臀部肌内注射，每周 1 次，共 4 次，规律治疗后已痊愈，目前无手术禁忌。

纪世琪教授病例点评

肾嫌色细胞癌（chromophobe renal cell carcinoma，CHRCC）为肾细胞癌的一个特殊亚型，占肾细胞癌的 5% ～ 10%，来源于肾远曲小管和集合小管。研究发现，年轻女性（≤ 40 岁）患非透明肾细胞癌最常见的亚型为 CHRCC，这可能是由于绝经前女性激素的作用对 CHRCC 发生率有影响。影像学检查对 CHRCC 的诊断具有十分重要的作用，研究表明 CHRCC 在 CT 影像中少有出血、钙化或坏死组织表现，与正常肾组织比较，多为等或稍高密度，强化较均匀且低于肾实质。CHRCC 恶性程度较低，癌生长缓慢，预后优于其他类型的肾细胞癌，对于局限性肾癌，手术是治疗的首选，研究显示 5 年总生存期为 90.6%。该患者具有典型的 CHRCC 的影像学表现，术前诊断准确，手术过程顺利，预后良好。

【参考文献】

[1] CASUSCELLI J, WEINHOLD N, GUNDEM G, et al. Genomic landscape and evolution of metastatic chromophobe renal cell carcinoma. JCI Insight, 2017, 2(12): e92688.

[2] DAUGHERTY M, BLAKELY S, SHAPIRO O, et al. Chromophobe RCC is the most common non-clear RCC in young women: results from the SEER database. The Journal of Urology, 2016, 195（4 Pt 1）: 847-851.

[3] OHASHI R, MARTIGNONI G, HARTMANN A, et al. Correction to: multi-institutional re-evaluation of prognostic factors in chromophobe renal cell

carcinoma: proposal of a novel two-tiered grading scheme. Virchows Arch，2020，476（3）：419-422.

[4] 艾克拜尔·努尔买买提，王文光，乔炳璋，等. 肾嫌色细胞癌和乳头状肾细胞癌的临床病理特点及预后分析. 中华泌尿外科杂志，2019，40（3）：167-170.

（王旭东　整理）

病例 4 肾上腺嗜铬细胞瘤合并 HBV 感染

病历摘要

【基本信息】

患者男性，51 岁，主因 "发现左肾上腺肿物 2 个月，血压升高 1 周" 门诊入院。

现病史：患者 2 个月前因糖尿病于当地医院住院治疗期间超声检查发现左肾上腺肿物，进一步完善增强 CT 提示嗜铬细胞瘤可能性大。1 周前患者出现血压升高且波动较大，高压波动在 120 ～ 240 mmHg，低压波动在 100 ～ 130 mmHg，心率波动在 100 ～ 120 次 / 分，间断出现阵发性胸闷、憋气、心悸、头痛、头晕、出汗、恶心等症状，无发热、四肢乏力、手足抽搐、肢端麻木，无视物模糊，无夜尿增多、尿频、尿急、尿痛、腰痛。

既往史：2 型糖尿病病史 1 年，现口服盐酸二甲双胍片 500 mg 每日三次、阿卡波糖片 50 mg 每日三次，血糖控制可；发现高血压、窦性心动过速 1 周，高压波动在 120 ～ 240 mmHg，低压波动在 100 ～ 130 mmHg，心率波动在 100 ～ 120 次 / 分，现口服酒石酸美托洛尔片 50 mg 每日两次、苯磺酸氨氯地平片 10 mg 每日一次；发现 HBV 感染 5 年，规律口服恩替卡韦分散片 0.5 mg 每日一次；否认冠心病、脑血管病病史，否认梅毒、艾滋病、结核等其他传染病病史，否认食物、药物过敏史，否认手术、外伤、输血史。

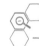

个人史：生于原籍并久居，无地方病疫区居住史，无传染病疫区生活史，否认吸烟、饮酒史。已婚，已育。

【体格检查】

体温36.2℃，脉搏102次/分，呼吸18次/分，血压170/100 mmHg。双肾区无红肿，无隆起，双肾未触及，双肾区无压痛、叩击痛，未闻及血管杂音。双侧输尿管走行区无压痛，未触及肿物。膀胱区无隆起，无压痛。双侧腹股沟未触及肿大淋巴结，双下肢无水肿。

【辅助检查】

实验室检查：血常规、尿常规、便常规、肝肾功能、电解质、凝血功能等无明显异常。24小时尿钾、卧/立位肾素–血管紧张素–醛固酮、血浆和24小时尿儿茶酚胺、皮质醇节律均正常。

影像学检查：泌尿系增强CT（图4-1）示左侧肾上腺区类圆形软组织密度肿块，边界清，最大截面积5.3 cm×4.5 cm，平扫CT值51 HU，动脉期130 HU，静脉期116 HU，排泄期91 HU，考虑嗜铬细胞瘤可能性大。

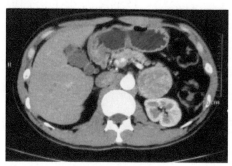

动脉期见左侧肾上腺区肿物，最大截面积5.3 cm×4.5 cm，边界清，显著不均匀强化。

图 4-1　泌尿系增强 CT

【诊断】

左肾上腺肿物、嗜铬细胞瘤？高血压3级（很高危），2型糖尿病，慢性乙型病毒性肝炎。

【治疗经过】

患者血压、心率升高且波动较大，高压波动在 120 ～ 240 mmHg，低压波动在 100 ～ 130 mmHg，心率波动在 100 ～ 120 次 / 分，间断出现阵发性胸闷、憋气、心悸、头痛、头晕、出汗、恶心等症状，CT 示左侧肾上腺区类圆形软组织密度肿块，最大截面积 5.3 cm×4.5 cm，增强扫描呈明显不均匀强化。诊断左肾上腺肿物明确，嗜铬细胞瘤可能性大，具有手术指征。

入院后给予患者术前准备，方案为：①继续口服酒石酸美托洛尔片 50 mg 每日两次、苯磺酸氨氯地平片 10 mg 每日一次控制血压、心率；②口服盐酸酚苄明片 10 mg 每日两次，隔日改为 20 mg 每日两次，患者出现鼻塞、口干，维持该剂量至用药总时间为 2 周；③静脉补液 1500 mL，晶体与胶体溶液的比例为 2 : 1，持续 1 周后改为静脉补液 2000 mL，晶体与胶体溶液的比例为 1 : 1，补液总时间为 2 周。2 周后患者血压基本稳定在 130/90 mmHg 左右，心率基本稳定在 90 次 / 分左右，无明显波动，鼻塞，四肢末梢皮肤温暖，甲床红润，表明术前准备已充分，拟于全麻下行腹腔镜左肾上腺切除术。

手术经过：腹腔镜探查腹膜后间隙无明显异常，打开肾周筋膜，沿腰大肌从肾背侧分离至肾上极，然后沿腹膜与肾脂肪囊之间层面分离至肾上极区域，游离肾上腺区域，见一直径约 5 cm 以上肿物，包膜完整，正常肾上腺组织受压后紧贴瘤体。手术过程中触碰瘤体，血压波动明显，高压波动在 140 ～ 180 mmHg，低压波动在 90 ～ 120 mmHg。将左侧肾上腺静脉游离，在麻醉医生的充分准备下，使用血管钳尝试夹闭左侧肾上腺静脉，血压、心率无显著波动，遂以 Hemlock 夹闭后切断，将肾上腺完整切除。

患者术后恢复良好，病理示嗜铬细胞瘤，肿瘤未及被膜及切缘。免疫组化：CK（AE1/AE3）（－），CgA（＋），EMA（－），Ki-67（1%+），Melan A（－），NSE（＋），P53（－），S-100（＋），Syn（＋），Vimentin（－），inhibin（－）。左肾上腺肿物大体标本及术后病理见图4-2、图4-3。

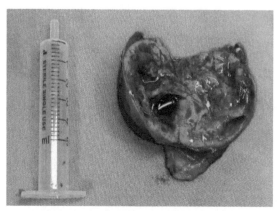

肿瘤切面呈灰黄色至棕褐色，伴有出血及囊性变。

图4-2 左肾上腺肿物大体标本

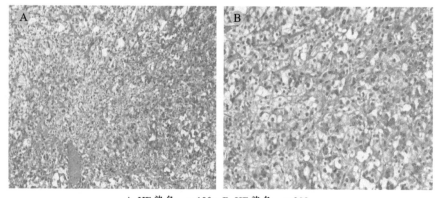

A. HE 染色，×100；B. HE 染色，×200。

图4-3 术后病理

【随访】

患者于术后3个月复查血常规、血生化、胸部及泌尿系 CT，未见异常，术后半年血压在未服药状态下大致正常，无明显波动。

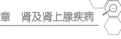

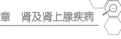

病例分析

1. 病例特点

（1）患者为中年男性，慢性起病，病程长。

（2）临床表现：患者 2 个月前发现左肾上腺肿物，CT 检查考虑嗜铬细胞瘤。1 周前出现血压升高且波动较大，高压波动在 120 ～ 240 mmHg，低压波动在 100 ～ 130 mmHg，心率波动在 100 ～ 120 次 / 分，间断出现阵发性胸闷、憋气、心悸、头痛、头晕、出汗、恶心等症状。

（3）既往史：2 型糖尿病病史 1 年，口服药物治疗，血糖控制可；发现 HBV 感染 5 年，规律治疗后病情平稳。

（4）体格检查：入院时体温 36.2 ℃，脉搏 102 次 / 分，呼吸 18 次 / 分，血压 170/100 mmHg，余专科检查未见明显异常。

（5）辅助检查：泌尿系增强 CT 示左侧肾上腺区类圆形软组织密度肿块，边界清，最大截面积 5.3 cm×4.5 cm，内可见囊性变，平扫 CT 值 51 HU，动脉期 130 HU，静脉期 116 HU，排泄期 91 HU，考虑嗜铬细胞瘤可能性大。

2. 诊疗思路分析

（1）患者 1 周前出现血压、心率升高且波动较大，间断出现阵发性胸闷、憋气、心悸、头痛、头晕、出汗、恶心等症状，为嗜铬细胞瘤的典型临床表现，肾上腺相关激素检查未见显著异常，可能与检测时肿瘤未处于活动期、标本留取方式、检测误差等因素有关。泌尿系增强 CT 见左侧肾上腺区肿物，最大直径 5.3 cm，强化显著，诊断左肾上腺肿物明确，嗜铬细胞瘤可能。

（2）鉴别诊断：①肾上腺皮质腺瘤：来源于肾上腺皮质，根据肿瘤是否分泌过量的激素，可将其分为无功能皮质腺瘤和功能性皮质腺瘤，功能性皮质腺瘤分泌过量的醛固酮或皮质醇，从而引起高血压、低钾血症、夜尿增多、向心性肥胖、满月脸等表现。CT 表现为圆形或椭圆形低密度灶，边界清楚，增强后呈轻度强化。本患者无上述表现，暂不考虑。②肾上腺皮质腺癌：为来源于肾上腺皮质的恶性肿瘤，临床表现为内分泌相关症状，如皮质醇增多症、男性化或男性乳房发育症。CT 表现为肿瘤形态不规则，密度不均匀，中央可见不规则钙化、坏死、出血，不均匀明显强化，周边密度较高。本患者无上述表现，暂不考虑。

（3）嗜铬细胞瘤围手术期可能出现威胁生命安全的血流动力学不稳定，因此术前准备十分重要，患者经麻醉科医生会诊充分评估手术风险，调整血压、心率，充分补液扩容后行手术治疗。术后病理证实为肾上腺嗜铬细胞瘤，肿瘤未及被膜及切缘。

3. 多学科讨论

（1）患者具有典型的嗜铬细胞瘤的临床表现及影像学特征，考虑诊断左肾上腺嗜铬细胞瘤，具有手术指征，经充分扩容补液并控制血压、心率后，患者血压基本稳定在 130/90 mmHg 左右，心率基本稳定在 90 次 / 分左右，无明显波动，鼻塞，四肢末梢皮肤温暖，甲床红润，术前准备已完善。术中熟悉解剖，轻柔操作，避免术中血压波动，防止职业暴露。严格无菌操作，防止术后感染。

（2）麻醉科医生术前会诊认为，本患者考虑诊断嗜铬细胞瘤，为避免围手术期血流动力学明显波动甚至出现肾上腺危象，术前应充分扩容，补充血容量；术中密切观察循环波动情况，维持酸碱平衡及内环境稳定；术后密切监护，必要时转入 ICU。

（3）患者 HBV 感染 5 年，规律口服恩替卡韦分散片抗病毒治疗，目前肝功能、凝血功能均正常，无其他并发症，无明确手术禁忌证。

纪世琪教授病例点评

嗜铬细胞瘤（pheochromocytoma，PCC）是起源于肾上腺髓质的神经内分泌肿瘤，手术切除是治愈非转移性 PCC 的主要手段。由于肿瘤持续性或阵发性释放肾上腺素、去甲肾上腺素，患者可表现为阵发性高血压或者持续性高血压、头痛、心悸、大汗等。术前完善相关激素及其代谢产物的测定是明确肿瘤性质的重要手段，甲氧基肾上腺素、甲氧基去甲肾上腺素是肾上腺素、去甲肾上腺素的中间代谢产物仅在嗜铬细胞瘤瘤体及肾上腺髓质内代谢生成并以高浓度水平持续存在，是嗜铬细胞瘤的特异性标志物，但检测机构较少，临床使用受到限制。

嗜铬细胞瘤围手术期可能出现威胁生命安全的血流动力学不稳定，因此充分的术前准备是手术安全的基础和保证，临床常用口服α 受体阻滞剂、静脉补液进行扩容。酚苄明是临床上应用最广泛的非选择性 α 受体阻滞剂，用药分为两个阶段：①药物调整剂量阶段，从初始剂量增加至可耐受最大剂量，该剂量称为最佳剂量；②维持用药阶段，即维持最佳剂量至手术。各指南药物准备时间的意见并不一致，一般用药 2 周可达到最大安全效果。尽管术前是否需要静脉液体扩容尚缺少循证医学证据，各指南和共识仍建议术前静脉液体扩容，以防发生肿瘤切除后低血压。我中心对于不能完全排除嗜铬细胞瘤的患者均常规给予口服 α 受体阻滞剂、静脉补液进行扩容，

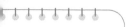
根据患者情况酌情调整术前准备时间，一般为 5 ～ 14 天。在患者血压基本稳定正常、心率 < 90 次 / 分、四肢末梢皮肤温暖、甲床红润等循环指标基本恢复时表示准备充分。术中尽可能轻柔操作，以减少对肿瘤的压迫，减轻血压、心率的波动。

本病例患者具有典型的嗜铬细胞瘤的临床表现和影像学特点，血浆和 24 小时尿儿茶酚胺正常考虑是因为检查时处于激素释放的间歇期，经过充分的术前准备和麻醉医生配合，顺利完成手术，术后半年患者血压正常。

【参考文献】

[1] FISHBEIN L, LESHCHINER I, WALTER V, et al. Comprehensive molecular characterization of pheochromocytoma and paraganglioma. Cancer Cell，2017，31（2）：181-193.

[2] IOANNIS I, THOMOPOULOS C. Addressing delays in the diagnosis of pheochromocytoma/paraganglioma. Expert Review of Endocrinology & Metabolism，2019，14（5）：359-363.

[3] 张争，周利群 . 嗜铬细胞瘤和副神经节瘤术前准备研究进展 . 兰州大学学报（医学版），2022，48（6）：1-4.

[4] 张羽冠，汪一，徐宵寒，等 . 嗜铬细胞瘤切除术全身麻醉围术期血流动力学管理 . 临床麻醉学杂志，2019，35（8）：818-820.

（王旭东　整理）

病例 5 肾上腺皮质腺瘤合并 HIV 感染 2 例

病历摘要 – 患者 A

【基本信息】

患者女性，48 岁，主因"体检发现左侧肾上腺肿物 3 天"门诊入院。

现病史：患者 3 天前于外院体检行腹部超声发现左侧肾上腺肿物，大小约 2 cm。患者无发热，无四肢乏力、手足抽搐、肢端麻木，无心慌、心悸，无阵发性头晕、头痛，无视物模糊，无夜尿增多，无尿频、尿急、尿痛，无腰痛，无恶心、呕吐等不适。遂就诊于我院门诊，行腹部 CT 提示左侧肾上腺肿物，大小约 2.0 cm × 1.7 cm，考虑腺瘤可能。

既往史：16 年前行剖宫产术；8 年前因胆囊结石行胆囊切除术；HIV 感染 10 余年，规律口服拉米夫定片 300 mg 每日一次、富马酸替诺福韦二吡呋酯片 300 mg 每日一次、依非韦伦片 200 mg 每日一次，病毒载量测不出；高血压病史 3 年，血压最高 180/100 mmHg，口服硝苯地平片 10 mg 每日一次，诉血压控制不稳；否认糖尿病、冠心病、脑血管病病史，否认乙肝、丙肝、梅毒、结核等其他传染病病史，否认食物、药物过敏史，否认外伤、输血史。

个人史：生于原籍并久居，无地方病疫区居住史，无传染病疫区生活史。否认吸烟、饮酒史。已婚，已育。

笔记

【体格检查】

体温 36.3 ℃，脉搏 78 次 / 分，呼吸 18 次 / 分，血压 170/90 mmHg。双肾区无红肿，无隆起，双肾未触及，双肾区无压痛、叩击痛，未闻及血管杂音。双侧输尿管走行区无压痛，未触及肿物。膀胱区无隆起，无压痛。双侧腹股沟未触及肿大淋巴结，双下肢无水肿。

【辅助检查】

实验室检查：血常规、尿常规、便常规、肝肾功能、电解质、凝血功能等无明显异常；24 小时尿钾、卧 / 立位肾素 – 血管紧张素 – 醛固酮、血浆和 24 小时尿儿茶酚胺、皮质醇节律均正常；辅助性 T 细胞亚群：淋巴细胞 1413 个 /μL，T 淋巴细胞 1221 个 /μL，CD8$^+$T 淋巴细胞 902 个 /μL，CD4$^+$T 淋巴细胞 324 个 /μL，CD4$^+$T 淋巴细胞 / CD8$^+$T 淋巴细胞 0.36；HIV 病毒载量：未检测到。

影像学检查：泌尿系增强 CT（图 5-1）示左肾上腺内侧支结节状异常密度影，大小约 2.0 cm × 1.7 cm，平扫 CT 值约 21 HU，增强扫描后动脉期病灶明显强化，延迟期强化减低，考虑腺瘤可能。

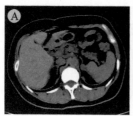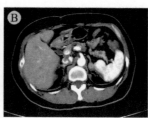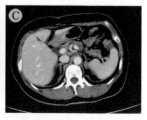

A. 平扫见左肾上腺内侧支肿物，直径 2.0 cm，CT 值约 21 HU；B. 动脉期见病灶均匀强化，CT 值约 79 HU；C. 静脉期见病灶强化减低。

图 5-1 泌尿系增强 CT

【诊断】

左肾上腺肿物、无功能皮质腺瘤？高血压 3 级（高危），HIV 感染，剖宫产术后，胆囊切除术后。

笔记

【治疗经过】

患者无四肢乏力，无心慌、心悸、头晕、头痛等临床表现，CT提示左侧肾上腺肿物，大小约 2.0 cm × 1.7 cm，动脉期见病灶均匀强化，静脉期见病灶强化减低。左肾上腺肿物诊断明确，考虑无功能皮质腺瘤。经口服盐酸酚苄明、静脉补液扩容 5 天，排除手术禁忌后在全麻下行后腹腔镜左肾上腺部分切除术。

手术经过：腹腔镜探查腹膜后间隙无明显异常，打开肾周筋膜，沿腰大肌从肾背侧分离至肾上极，然后沿腹膜与肾脂肪囊之间层面分离至肾上极区域，游离肾上腺区域，见一直径约 2.0 cm大小肿物，色淡黄，包膜完整，于正常腺体组织处以 Hemlock 边夹闭边用组织剪锐性分离，将肾上腺肿物完整切除，保留正常腺体组织。

患者术后恢复良好，术后病理（图 5-2）：肾上腺皮质腺瘤，切缘未见肿瘤。免疫组化：CK（AE1/AE3）（－），CgA（－），EMA（－），Ki-67（约 1%+），Melan A（＋），NSE（－），P53（野生型），S-100（－），Syn（局部＋），Vimentin（灶状＋），inhibin（＋）。

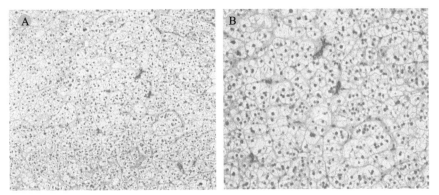

A. HE 染色，×100；B. HE 染色，×200。

图 5-2　术后病理

【随访】

患者于术后 3 个月复查血常规、血生化、腹盆腔 CT 平扫未见异常；术后半年血压平稳，服药状态下稳定在 130/80 mmHg。

病历摘要 – 患者 B

【基本信息】

患者女性，47 岁，主因"高血压 3 年，四肢乏力 2 个月"门诊入院。

现病史：患者 3 年前因头痛发现血压升高，最高 160/100 mmHg，口服苯磺酸氨氯地平片 5 mg 每日一次降压治疗，血压控制可。2 个月前感四肢乏力，于当地医院检查发现血钾 2.45 mmol/L，遂进行补钾治疗（口服氯化钾缓释片 500 mg 每日两次），效果不佳。1 周前于当地医院复查血钾 2.96 mmol/L，超声见右肾上腺区 15 mm 的低回声结节，边界清，形态规则。遂就诊于我科，完善增强 CT 检查提示右侧肾上腺肿物，大小约 1.6 cm，可见轻度强化。患者无发热，无手足抽搐、肢端麻木，无心慌、心悸，无阵发性头晕、头痛，无视物模糊，无夜尿增多，无尿频、尿急、尿痛，无腰痛，无恶心、呕吐等不适。

既往史：高血压病史 3 年，最高 160/100 mmHg，口服苯磺酸氨氯地平片 5 mg 每日一次，血压控制可；HIV 感染 10 余年，规律口服拉米夫定片 300 mg 每日一次、富马酸替诺福韦二吡呋酯片 300 mg 每日一次、依非韦伦片 200 mg 每日一次，病毒载量测不出。否认糖尿病、脑血管病病史，否认乙肝、丙肝、梅毒、结核等其他传染病病史，否认食物、药物过敏史，否认手术、外伤史。

个人史：生于原籍并久居，无地方病疫区居住史，无传染病疫区生活史。否认吸烟、饮酒史。已婚，已育。

【体格检查】

体温 36.8 ℃，脉搏 65 次 / 分，呼吸 18 次 / 分，血压 150/80 mmHg。双肾区无红肿，无隆起，双肾未触及，双肾区无压痛、叩击痛，未闻及血管杂音。双侧输尿管走行区无压痛，未触及肿物。膀胱区无隆起，无压痛。双侧腹股沟未触及肿大淋巴结，双下肢无水肿。

【辅助检查】

实验室检查：血常规、尿常规、便常规、肝肾功能、凝血功能等无明显异常；血钾 2.83 mmol/L，肾素 5.60 pg/mL（卧位）、7.04 pg/mL（立位），血管紧张素Ⅱ 62.70 pg/mL（卧位）、83.60 pg/mL（立位），醛固酮 334.00 pg/mL（卧位）、378.20 pg/mL（立位），血浆和 24 小时尿儿茶酚胺、皮质醇节律均正常；辅助性 T 细胞亚群：淋巴细胞 963 个 /μL，T 淋巴细胞 608 个 /μL，CD8$^+$T 淋巴细胞 325 个 /μL，CD4$^+$T 淋巴细胞 284 个 /μL，CD4$^+$T 淋巴细胞 /CD8$^+$T 淋巴细胞 0.87；HIV 病毒载量：未检测到。

影像学检查：泌尿系增强 CT（图 5-3）示右侧肾上腺类圆形低密度灶，大小约 1.6 cm×1.1 cm，增强扫描见轻度强化，考虑皮质腺瘤可能。

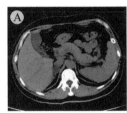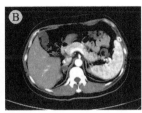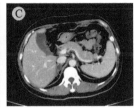

A. 平扫见右肾上腺肿物，直径 1.6 cm，CT 值约 –5 HU；B. 动脉期见病灶均匀轻度强化，CT 值约 29 HU；C. 静脉期见病灶强化减低。

图 5-3　泌尿系增强 CT

【诊断】

右肾上腺肿物、皮质腺瘤？原发性醛固酮增多症？低钾血症，高血压 2 级（中危），HIV 感染。

【治疗经过】

患者表现为高血压、低钾血症、四肢乏力，CT 见右侧肾上腺肿物，大小约 1.6 cm，可见轻度强化。诊断"右肾上腺肿物皮质腺瘤、原发性醛固酮增多症"可能性大。

入院后给予患者口服补钾治疗（氯化钾缓释片 500 mg 每日两次、枸橼酸钾颗粒 1 包每日三次、螺内酯片 20 mg 每日三次），2 天后复查血钾 3.06 mmol/L，遂调整补钾方案（氯化钾缓释片 500 mg 每日三次、枸橼酸钾颗粒 2 包每日三次、螺内酯片 40 mg 每日三次），2 天后复查血钾 4.52 mmol/L。患者血钾、血压稳定，经口服盐酸酚苄明、静脉补液扩容 5 天，排除手术禁忌后在全麻下行腹腔镜右肾上腺部分切除术。

手术经过：腹腔镜探查腹膜后间隙无明显异常，打开肾周筋膜，沿腰大肌从肾背侧分离至肾上极，然后沿腹膜与肾脂肪囊之间层面

扫码观看手术视频

分离至肾上极区域，游离肾上腺区域，见一直径约 1.5 cm 大小肿物，色淡黄，包膜完整，于正常腺体组织处以 Hemlock 边夹闭边用组织剪锐性分离，将肾上腺肿物完整切除，保留正常腺体组织。

患者术后恢复良好，术后病理（图 5-4）：肾上腺皮质腺瘤，切缘未见肿瘤。免疫组化：AE1/AE3（−），CgA（−），Ki-67（约 2%+），Melan A（+），NSE（−），P53（野生型），S-100（−），Syn（+），Vimentin（−），inhibin（+）。

笔记

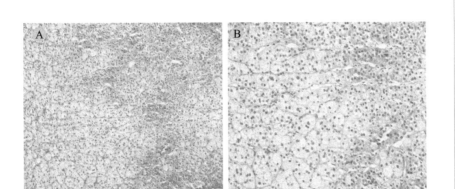

A. HE 染色，×100；B. HE 染色，×200。

图 5-4　术后病理

【随访】

患者于术后 3 个月复查血常规、电解质、肾上腺相关激素、腹盆腔 CT 平扫未见异常；术后半年血压平稳，未服药状态下稳定在 110/70 mmHg。

病例分析

患者 A

1. 病例特点

（1）患者为中年女性，隐匿起病。

（2）临床表现：患者体检发现肾上腺肿物，无发热，无四肢乏力，无心慌、心悸，无阵发性头晕、头痛等症状。

（3）既往史：16 年前行剖宫产术；8 年前因胆囊结石行胆囊切除术；HIV 感染 10 余年，规律治疗后病情平稳；高血压病史 3 年，血压最高 180/100 mmHg，口服药物治疗，血压控制不稳。

（4）体格检查：入院时体温 36.3 ℃，脉搏 78 次 / 分，呼吸 18 次 / 分，血压 170/90 mmHg，专科查体未见明显异常。

（5）辅助检查：泌尿系增强 CT 示左肾上腺内侧支结节状异常密度影，大小约 2.0 cm × 1.7 cm，平扫 CT 值约 21 HU，增强扫描后动脉期病灶明显强化，延迟期强化减低。

2. 诊疗思路分析

（1）患者无四肢乏力，无心慌、心悸，无阵发性头晕、头痛等症状，无低钾血症，肾上腺相关激素检查未见异常，CT 见左肾上腺 2.0 cm × 1.7 cm 肿物，平扫 CT 值约 21 HU，增强扫描后动脉期明显强化，延迟期强化减低。临床考虑肾上腺无功能皮质腺瘤。

（2）鉴别诊断：①功能性肾上腺皮质腺瘤：来源于肾上腺皮质，肿瘤分泌过量的醛固酮或皮质醇，从而引起高血压、低钾血症、夜尿增多、向心性肥胖、满月脸等表现，CT 表现为圆形或椭圆形占位，直径 < 2 cm，边界清楚，平扫密度均匀、偏低，增强后呈轻度强化，周边环状强化。本患者无上述表现，暂不考虑。②嗜铬细胞瘤：来源于肾上腺髓质，肿瘤自主分泌儿茶酚胺，临床主要表现为持续性高血压，阵发性加重，血糖升高、代谢紊乱，消化道症状和眼底改变。CT 表现为类圆形、边界非常清晰的软组织密度肿块，少数是分叶状或不规则形态，多数直径 > 4 cm，平扫可见病灶密度不均，实性成分是等密度，坏死区域是低密度，内出血区域呈现高密度，实性成分呈明显的强化。本患者无上述表现，暂不考虑。③肾上腺皮质腺癌：为来源于肾上腺皮质的恶性肿瘤，临床表现为内分泌相关症状，包括皮质醇增多症、男性化或男性乳房发育症。CT 表现为肿瘤形态不规则，密度不均匀，中央可见不规则钙化、坏死、出血，不均匀明显强化，周边密度较高。本患者无上述表现，暂不考虑。

（3）排除手术禁忌后行后腹腔镜左肾上腺部分切除术，术后病理证实为肾上腺皮质腺瘤。

3. 多学科讨论

（1）本患者考虑诊断左肾上腺无功能皮质腺瘤，最大直径2 cm，且合并高血压病史3年，血压最高180/100 mmHg，血压控制不稳，具有手术指征，拟行后腹腔镜左肾上腺部分切除术，术中熟悉解剖，轻柔操作，防止职业暴露。严格止血，严格无菌操作，防止感染。

（2）患者既往HIV感染病史多年，且已规律治疗，CD4$^+$T淋巴细胞324个/μL，CD4$^+$T淋巴细胞/CD8$^+$T淋巴细胞0.36；HIV病毒载量未检测到。无明确手术禁忌证。术后应用抗生素，注意感染风险。

患者B

1. 病例特点

（1）患者为中年女性，慢性起病，病程长。

（2）临床表现：患者发现血压升高3年，最高160/100 mmHg。2个月前感四肢乏力。

（3）既往史：HIV感染10余年，规律治疗后病情平稳。

（4）体格检查：入院时体温36.8 ℃，脉搏65次/分，呼吸18次/分，血压150/80 mmHg，专科检查未见明显异常。

（5）辅助检查：血钾2.83 mmol/L，肾素5.60 pg/mL（卧位）、7.04 pg/mL（立位），血管紧张素Ⅱ 62.70 pg/mL（卧位）、83.60 pg/mL（立位），醛固酮334.00 pg/mL（卧位）、378.20 pg/mL（立位）。泌尿系增强CT：右侧肾上腺见类圆形低密度灶，大小约1.6 cm×1.1 cm，增强扫描见轻度强化，考虑皮质腺瘤可能。

2. 诊疗思路分析

（1）患者高血压病史3年，最高160/100 mmHg，合并四肢乏力2个月，实验室检查血钾最低2.45 mmol/L，单纯口服补钾效果不佳；肾上腺相关激素检查见肾素水平降低，醛固酮升高，血浆醛固酮/肾素活性比值>30，且醛固酮浓度≥150 pg/mL；增强CT检查见右侧肾上腺肿物，最大直径1.6 cm，可见轻度强化。临床诊断"右肾上腺肿物皮质腺瘤，原发性醛固酮增多症"。

（2）鉴别诊断：①肾上腺皮质无功能腺瘤：来源于肾上腺皮质，肿瘤无分泌激素功能，患者无明显临床表现，CT表现为圆形或椭圆形占位，边界清楚，平扫密度均匀、偏低，增强后呈轻度强化。本患者无上述表现，暂不考虑。②嗜铬细胞瘤和肾上腺皮质腺癌鉴别诊断如病例A所述。

（3）患者术前经治疗后，血钾、血压稳定，在全麻下行后腹腔镜右肾上腺部分切除术，术后病理证实为肾上腺皮质腺瘤。

3. 多学科讨论

（1）患者合并典型的低钾血症、乏力、高血压等临床表现，结合肾上腺激素及影像学检查结果，临床考虑诊断"右肾上腺肿物皮质腺瘤、原发性醛固酮增多症"，具有手术指征，拟行腹腔镜右肾上腺部分切除术，术中熟悉解剖，轻柔操作，防止职业暴露。严格止血，严格无菌操作，防止感染。

（2）患者既往HIV感染病史多年，且已规律治疗，$CD4^+T$淋巴细胞284个/μL，$CD4^+T$淋巴细胞/$CD8^+T$淋巴细胞0.87；HIV病毒载量未检测到。

📋 韩志兴教授病例点评

肾上腺是人体重要的内分泌器官，其占位性病变在临床上很常见，根据内分泌状态可将其分为功能性和无功能性2种，其中无功能性肾上腺腺瘤是最常见的类型，占 70% ～ 80%。研究表明无功能性肾上腺腺瘤可能存在微量皮质醇分泌或存在分泌周期，在相关激素长期慢性的作用下，可明显增加心血管疾病及代谢性疾病的发生风险。对于合并心血管疾病高危因素的无功能性肾上腺腺瘤，如高血压、肥胖、糖耐量异常等，应积极手术治疗。无功能性肾上腺腺瘤合并高血压的患者，手术治疗可使部分患者高血压得到改善，总的改善率达66%，本中心的临床研究发现，手术对血压控制的有效率为 67.1%，患者 A 术前血压最高 180/100 mmHg，服药状态下控制不稳，术后半年用药不变，血压稳定在 130/80 mmHg 左右，较术前改善。

肾上腺醛固酮腺瘤（aldosterone-producing adenoma，APA）在原发性醛固酮增多症中所占比例约为 35%，是引起继发性高血压常见的病因。APA 的临床表现为高血压、低血钾及非肾素依赖性高醛固酮等。绝大部分 APA 患者通过手术治疗可以改善低血钾、高血浆醛固酮浓度。研究表明 90% 以上的患者术后低钾血症可以获得纠正，合并高血压的患者多数能够在术后获益，国内研究发现 52.9% 的患者术后 6 个月随访时高血压完全缓解，44.1% 的患者高血压部分缓解。患者 B 明确诊断醛固酮腺瘤，术后 3 个月复查血常规、电解质、肾上腺相关激素、腹盆腔 CT 平扫未见异常，术后半年血压平稳，未服药状态下稳定在 110/70 mmHg，手术效果良好。

【参考文献】

[1] IOACHIMESCU A G, REMER E M, HAMRAHIAN A H. Adrenal incidentalomas：a disease of modern technology offering opportunities for improved patient care. Endocrinol Metab Clin North Am, 2015, 44（2）: 335-354.

[2] ARRUDA M, EMANUELA M, MARCELA P, et al. The presence of

nonfunctioning adrenal incidentalomas increases arterial hypertension frequency and severity, and is associated with cortisol levels after dexamethasone suppression test. Journal of Human Hypertension, 2017, 32（1）: 3-11.

[3] XU T, XIA L, WANG X, et al. Effectiveness of partial adrenalectomy for concomitant hypertension in patients with nonfunctional adrenal adenoma. International Urology & Nephrology, 2015, 47（1）: 59-67.

[4] 王旭东, 杨培谦, 吉正国, 等. 肾上腺皮质无功能占位合并高血压患者术后血压改善情况及影响因素. 现代泌尿外科杂志, 2021, 26（1）: 25-29.

[5] ARONOVA A, GORDON B L, FINNERTY B M, et al. Aldosteronoma resolution score predicts long-term resolution of hypertension. Surgery, 2014, 156（6）: 1387-1393.

[6] WILLIAMS T A, LENDERS J W M, MULATERO P, et al. Outcomes after adrenalectomy for unilateral primary aldosteronism: an international consensus on outcome measures and analysis of remission rates in an international cohort. Lancet Diabetes Endocrinol, 2017, 5（9）: 698-699.

[7] 李慧, 卞晓洁, 叶定伟. 腹腔镜切除肾上腺醛固酮腺瘤的短期及长期随访研究. 临床泌尿外科杂志, 2022, 37（3）: 205-209.

（王旭东　整理）

病例6　肾上腺皮质腺癌合并HIV感染

病历摘要

【基本信息】

患者男性，30岁，主因"发现右肾上腺肿物10天"门诊入院。

现病史：患者10天前体检发现右肾上腺肿物，遂就诊于我院门诊，完善CT检查见右肾上腺区类圆形结节，大小为2.3 cm×2.2 cm，平扫CT值32 HU，增强扫描轻度强化，考虑腺瘤可能。患者无发热，无四肢乏力、手足抽搐、肢端麻木，无阵发性心悸、头晕、头痛，无视物模糊，无夜尿增多，无尿频、尿急、尿痛，无腰痛，无恶心、呕吐等不适。

既往史：HIV感染5年余，规律口服拉米夫定片300 mg每日一次、富马酸替诺福韦二吡呋酯片300 mg每日一次、依非韦伦片200 mg每日一次，病毒载量测不出；否认高血压、冠心病、糖尿病病史，否认梅毒、乙肝、结核等其他传染病病史，否认食物、药物过敏史，否认手术、外伤、输血史。

个人史：生于原籍并久居，无地方病疫区居住史，无传染病疫区生活史，否认吸烟、饮酒史。未婚。

【体格检查】

体温36.8 ℃，脉搏75次/分，呼吸18次/分，血压130/80 mmHg。双肾区无红肿，无隆起，双肾未触及，双肾区无压痛、叩击痛，未闻及血管杂音。双侧输尿管走行区无压痛，未触及肿物。膀胱区无隆起，无压痛。双侧腹股沟未触及肿大淋巴结，双下肢无水肿。

【辅助检查】

实验室检查：血常规、尿常规、便常规、肝肾功能、电解质、凝血功能等无明显异常；24 小时尿钾、卧 / 立位肾素 – 血管紧张素 – 醛固酮、血浆和 24 小时尿儿茶酚胺、皮质醇节律均正常；辅助性 T 细胞亚群：淋巴细胞 1228 个 /μL，T 淋巴细胞 869 个 /μL，CD8$^+$T 淋巴细胞 257 个 /μL，CD4$^+$T 淋巴细胞 644 个 /μL，CD4$^+$T 淋巴细胞 / CD8$^+$T 淋巴细胞 2.50；HIV 病毒载量未检测到。

影像学检查：泌尿系增强 CT（图 6-1）示右肾上腺区类圆形结节，大小为 2.3 cm × 2.2 cm，平扫 CT 值 32 HU，增强扫描轻度强化，考虑腺瘤可能。

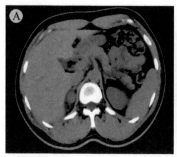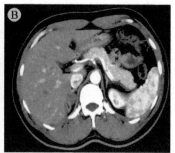

A. 平扫见肾上腺肿物，直径 2.3 cm，CT 值约 32 HU；B. 动脉期见病灶均匀轻度强化。

图 6-1 泌尿系增强 CT

【诊断】

右肾上腺肿物、无功能皮质腺瘤？HIV 感染。

【治疗经过】

患者体检发现右肾上腺肿物，既往血压正常，无四肢乏力、心悸、头晕、头痛等症状，CT 检查见右肾上腺区类圆形结节，大小 2.3 cm × 2.2 cm，增强扫描轻度强化。术前诊断右肾上腺肿物，无功能皮质腺瘤可能，排除手术禁忌后拟在全麻下行腹腔镜右肾上腺部分切除术。

手术经过：腹腔镜探查腹膜后间隙无明显异常，打开肾周筋膜，沿腰大肌从肾背侧分离至肾上极，然后沿腹膜与肾脂肪囊之间层面分离至肾上极区域，游离肾上腺区域，见一直径 2 cm 以上肿物，分离过程中见肾上腺及瘤体与周边组织粘连，保留正常腺体组织困难，遂行肾上腺切除术，一同切除周边粘连脂肪组织。

术后患者恢复良好，术后病理示肾上腺皮质腺癌，肿瘤未及被膜及切缘。免疫组化：AE1/AE3（+），CgA（-），Vimentin（-），Ki-67（5%+），Melan A（+），EMA（-），NSE（+），Syn（-），P53（-），S-100（-），inhibin（-）。右肾上腺肿物大体标本及术后病理见图 6-2、图 6-3。

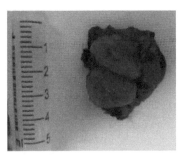

肿瘤切面呈均匀棕黄色，质较软，边界清楚，无出血、坏死及囊性变。

图 6-2　右肾上腺肿物大体标本

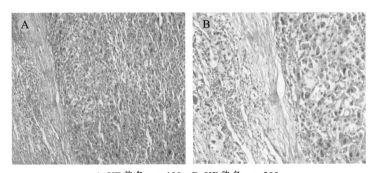

A. HE 染色，×100；B. HE 染色，×200。

图 6-3　术后病理

【修正诊断】

右肾上腺皮质腺癌。

【随访】

患者于术后 3 个月、后每半年复查胸部及泌尿系 CT，现已术后 3 年余，未见肿瘤转移及复发。

 病例分析

1. 病例特点

（1）患者为青年男性，隐匿起病。

（2）临床表现：患者 10 天前体检发现右肾上腺肿物，无高血压，无四肢乏力，无阵发性心悸、头晕、头痛等症状。

（3）既往史：HIV 感染 5 年余，规律治疗后病情平稳。

（4）体格检查：生命体征平稳，专科查体未见明显异常。

（5）辅助检查：泌尿系增强 CT 示右肾上腺区类圆形结节，大小为 2.3 cm×2.2 cm，平扫 CT 值 32 HU，增强扫描轻度强化，考虑腺瘤可能。

2. 诊疗思路分析

（1）患者为体检发现右肾上腺肿物，无低钾血症、高血压、向心性肥胖等临床表现，肾上腺相关激素检查未见异常，CT 见右肾上腺区类圆形结节，最大直径 2.3 cm，增强扫描见轻度强化，术前诊断右肾上腺肿物，无功能皮质腺瘤可能。

（2）鉴别诊断：①功能性肾上腺皮质腺瘤：来源于肾上腺皮质，肿瘤分泌过量的醛固酮或皮质醇，从而引起高血压、低钾血症、夜尿增多、向心性肥胖、满月脸等表现，CT 表现为圆形或椭圆形占位，直径＜2 cm，边界清楚，平扫密度均匀、偏低，增强后呈轻度强化。本患者无上述表现，暂不考虑。②嗜铬细胞瘤：来源于肾上

笔记

腺髓质，肿瘤自主分泌儿茶酚胺，临床主要表现为持续性高血压，阵发性加重，血糖升高、代谢紊乱，消化道症状和眼底改变。CT表现为类圆形、边界非常清晰的软组织密度肿块，少数是分叶状或不规则形态，多数直径＞4 cm，平扫可见病灶密度不均，实性成分是等密度，坏死区域是低密度，内出血区域呈现高密度，实性成分呈明显的强化。本患者无上述表现，暂不考虑。③肾上腺皮质腺癌：为来源于肾上腺皮质的恶性肿瘤，临床表现为内分泌相关症状，包括皮质醇增多症、男性化或男性乳房发育症。CT表现为肿瘤直径＞5 cm，形态不规则，密度不均匀，中央可见不规则钙化、坏死、出血，不均匀明显强化，周边密度较高。本患者无上述表现，暂不考虑。

（3）术中见肾上腺及瘤体与周边组织粘连，游离瘤体困难，遂行肾上腺切除术，术后病理提示肾上腺皮质腺癌，肿瘤未及被膜及切缘。

3. 多学科讨论

（1）患者术前考虑诊断右肾上腺无功能皮质腺瘤，最大直径2.3 cm，拟行腹腔镜右肾上腺部分切除术，术中熟悉解剖，轻柔操作，防止职业暴露。严格止血，严格无菌操作，防止感染。密切关注术后病理结果。

（2）患者既往 HIV 感染多年，且已规律治疗，$CD4^+T$ 淋巴细胞 644 个 /μL，$CD4^+T$ 淋巴细胞 /$CD8^+T$ 淋巴细胞 2.50；HIV 病毒载量未检测到。无明确手术禁忌证，警惕围手术期感染。

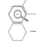
韩志兴教授病例点评

肾上腺皮质腺癌（adrenocortical carcinoma，ACC）是原发于肾上腺的恶性肿瘤，文献报道其年发病率为（0.7 ～ 2）例 / 百万人。其发病年龄存在两个高峰，分别是 0 ～ 10 岁和 40 ～ 50 岁，60% ～ 70% 的 ACC 患者经实验室检查发现产生过量的激素，主要为皮质醇和雄激素等，当激素被激活，患者会出现内分泌相关的症状，包括库欣综合征、男性化等。ACC 通常为单侧 5 cm 以上（中位数为 10 cm）的占位，对肾脏常造成压迫。CT 示 ACC 肿瘤形态不规则，密度不均匀，中央可见不规则坏死、出血，CT 值为 33 ～ 72 HU，可见点状、短条状、小片状钙化灶，动脉期不均匀强化，内可见迂曲增粗杂乱的血管影。该病例患者术前无内分泌相关的临床症状，激素检查未见异常，且影像学检查无恶变征象，故暂未考虑肾上腺皮质腺癌，考虑诊断为无功能皮质腺瘤，这可能与患者体检及时发现了肿瘤且瘤体较小有关。

ACC 具有高度侵袭性，无转移患者的 5 年生存率仅为 47.2%。完整的肿瘤切除和切缘阴性是改善患者预后的最主要因素，但即使进行根治性手术，大多数患者会在 6 ～ 24 个月出现转移病灶。

本例患者于肾上腺病变早期及时体检发现并手术治疗，完整切除肾上腺及周边脂肪组织，预后较好。于术后 3 个月、后每半年复查胸部及泌尿系 CT，现已术后 3 年余，未见肿瘤转移及复发，需继续密切随访。

【参考文献】

[1] FASSNACHT M, ASSIE G, BAUDIN E, et al. Adrenocortical carcinomas and

malignant phaeochromocytomas：ESMO-EURACAN Clinical Practice Guidelines for diagnosis，treatment and follow-up. Ann Oncol，2020，31（11）：1476-1490.

[2] GRIFFIN A C，KELZ R，LIVOLSI V A. Aldosterone-secreting adrenal cortical carcinoma. a case report and review of the literature. Endocrine Pathology，2014，25（3）：344-349.

[3] 茹立，陈挺，李盛，等. 肾上腺皮质腺癌的 CT、MRI 影像学特点及临床表现并文献复习. 医学影像学杂志，2019，29（11）：1985-1988.

[4] XIAO W J，YAO Z，BO D，et al. Conditional survival among patients with adrenal cortical carcinoma determined using a national population-based surveillance，epidemiology，and end results registry. Oncotarget，2015，6（42）：44955-44962.

（王旭东　整理）

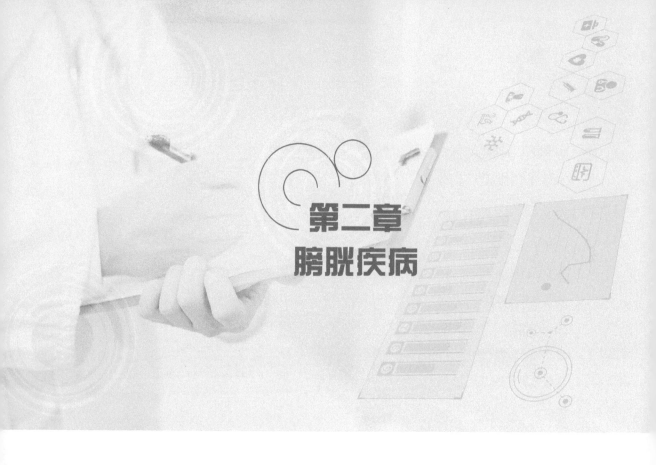

第二章
膀胱疾病

病例 7　膀胱恶性肿瘤多次复发伴
HIV、HBV 感染

病历摘要

【基本信息】

患者男性，59 岁，主因"膀胱恶性肿瘤术后 5 年余，血尿 2 周"门诊入院。

现病史：患者 5 年余前因血尿 1 周入院，诊断为膀胱恶性肿瘤，进一步术前各项准备后于腰麻下行经尿道膀胱肿瘤电切术，手术过

笔记

程顺利，术后病理提示膀胱非浸润性乳头状尿路上皮癌（低级别）。术后予以吡柔比星膀胱灌注治疗，每3个月复查一次膀胱镜，膀胱内肿瘤多次复发，行膀胱肿物电切术，镜下可见手术创面钙化并逐渐增多，使用钬激光将钙化清除。3年前更换为卡介苗膀胱灌注治疗，钙化逐渐消失，仍有膀胱内肿瘤复发，均行膀胱镜下电切除，术后病理提示膀胱非浸润性乳头状尿路上皮癌（低级别）。近一年来患者因疫情原因未进行复诊。2周前偶有尿频、尿急、尿痛等症状，可见肉眼血尿，无明显发热、消瘦、咳嗽、咳痰、恶心、呕吐、呕血、黑便，无排尿中断，现为行膀胱镜复查入院。患者自发病以来，饮食、睡眠、大便正常，未诉体重明显减轻。

既往史：否认高血压、冠心病、糖尿病病史，HIV感染10年，规律口服拉米夫定片300 mg每日一次、富马酸替诺福韦二吡呋酯片300 mg每日一次、依非韦伦片200 mg每日一次。乙肝病史10余年，规律口服恩替卡韦分散片0.5 mg每日一次。否认其他传染病病史，有克林霉素药物过敏史，否认外伤史。

个人史：无地方病疫区居住史，无传染病疫区生活史，无冶游史，否认吸烟史，否认饮酒史。已婚，已育。

【体格检查】

体温36.4 ℃，脉搏72次/分，呼吸18次/分，血压143/89 mmHg，双肾区无红肿，无隆起，双肾未触及，双肾区无压痛，双肾区叩击痛（-），未闻及血管杂音，未触及肿物。膀胱区无隆起，无压痛。双侧腹股沟淋巴结未触及肿大，双侧锁骨上淋巴结未触及肿大。

【辅助检查】

实验室检查：血常规、便常规、肝功能、电解质、凝血功能、肿瘤标志物等无明显异常；肾功能：CREA 142 µmol/L；尿常规：尿潜血 2+，尿蛋白 1+，尿白细胞 3+；辅助性 T 细胞亚群：淋巴细胞 1699 个 /μL，T 淋巴细胞 1012 个 /μL，$CD8^+T$ 淋巴细胞 257 个 /μL，$CD4^+T$ 淋巴细胞 762 个 /μL，$CD4^+T$ 淋巴细胞 /$CD8^+T$ 淋巴细胞 2.96；HIV 病毒载量未检测到。乙肝病毒载量未检测到。

影像学检查：泌尿系 CT 平扫＋增强（图 7-1）：膀胱肿瘤电切术后，膀胱充盈较差，膀胱壁弥漫增厚，局部结节状改变，两侧肾盂、输尿管扩张积水，性质待定，建议结合临床进一步检查；右肾多发囊肿；副脾。胸部 CT 未见肿瘤转移。全身骨扫描未见明确骨转移。

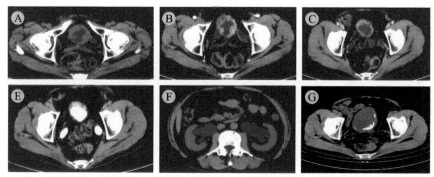

A. 平扫期；B. 动脉期；C. 静脉期；D. 排泄期；E. 双肾积水；F. 早期膀胱内钙化。

图 7-1　泌尿系 CT 平扫＋增强

【诊断】

膀胱恶性肿瘤（$T_{2a}N_0M_0$），泌尿系感染，HIV 感染，慢性乙型病毒性肝炎，慢性肾功能不全，右肾多发囊肿，经尿道膀胱肿瘤电切术后。

【治疗经过】

患者入院后完善相关检查，考虑膀胱癌复发，无手术禁忌证，先行膀胱镜检查＋膀胱肿物活组织检查，术中可见膀胱内多发肿瘤，双侧输尿管口因肿瘤覆盖不可见，术后病理提示（膀胱肿物）非浸润性乳头状尿路上皮癌，未见黏膜肌层。免疫组化结果：P53（＋），

笔记

34βE12（+），CK20（局灶+），CK7（+），GATA3（−），Ki-67（40%+），P63（+），PAX-8（−）。考虑患者多发膀胱肿瘤且有膀胱肿瘤复发病史，累及双侧输尿管口致双肾积水，有膀胱全切指征，后在全麻下行膀胱全切术＋双侧输尿管皮肤造口术，术后病理提示膀胱浸润性尿路上皮癌（高级别），多数呈实性巢状，核异型明显，周围可见乳头状癌结构。癌组织侵及浅肌层（＜1/2肌壁），未见明确脉管内癌栓及肌壁间神经侵犯；尿道侧手术切缘未见癌；双侧精囊腺未见癌；双侧输精管未见癌；膀胱周围查见淋巴结2枚，均未见癌转移（0/2）；淋巴结（左侧髂血管旁）5枚，未见癌转移（0/5）。淋巴结（右侧髂血管旁）5枚，未见癌转移（0/5）。左侧输尿管断端：呈慢性炎，上皮增生活跃，未见癌；右侧输尿管断端：呈慢性炎，未见癌。术后膀胱恶性肿瘤TNM分期为$T_{2a}N_0M_0$，为防止肿瘤复发及转移，患者术后恢复1个月后，实验室检查无化疗禁忌，行GC方案（吉西他滨＋顺铂）化疗3个周期。化疗期间患者适应性良好，无严重化疗副作用。

手术记录（膀胱全切＋双侧输尿管皮肤造口）：麻醉满意后，常规消毒铺巾。自尿道外口插入16号双腔导尿管，并注入20 mL水囊。取下腹正中纵行切口（长约15 cm），逐层切开皮肤、皮下脂肪及腹直肌前鞘；于腹直肌中央纵行钝性分开腹直肌、暴露膀胱外脂肪。紧贴盆壁向内下方钝性游离膀胱左侧壁及颈部，见左侧髂外静脉、闭孔神经及盆骶筋膜反折；切开盆骶筋膜、显露肛提肌，并沿其向下分离出前列腺左侧面、左侧精囊及部分尖部尿道，同法处理膀胱颈，游离充分。患者前列腺与周围组织粘连严重，无法分离。于膀胱左侧壁后内侧钝、锐性游离膀胱后壁与腹膜反折处；同法处理右侧后，切断脐中及脐侧韧带，将膀胱与腹膜完整分离；钳夹膀胱顶部、向上提起膀胱，暴露出两侧膀胱侧后韧带及膀胱后壁，Liger Sure分别切断两侧膀胱侧后韧带,向上翻起膀胱,与此前游离的精囊、前列腺会合,仅剩尿道与膀胱相连;采用标准法清扫双侧盆腔淋巴结后,使用 2-0 可吸收线"8"字缝合阴茎背深静脉复合体,直视下切断阴茎背深静脉复合体、前列腺尖部尿道;完整切除膀胱、前列腺及精囊。于切断的膀胱侧后韧带处寻找已切断的左、右输尿管,钳夹断端并游离,长度约 10 cm。于脐与左侧髂嵴连线中点做一个直径 1.0 cm 的皮肤孔,切除多余脂肪和肌层,并将肌层和腹外斜肌腱膜间断缝合,形成输出口。沿左侧输尿管口置入 Fr 4.7 D-J 管,并将左侧输尿管自输出口牵出,高于皮肤约 1.5 cm,用 4-0 可吸收线将输尿管浆肌层与腹壁肌肉缝合固定。接着用 4-0 可吸收线将输尿管末端外翻缝合成乳头状,并间断与皮肤缝合。同法行右侧输尿管皮肤造口。仔细检查盆腔无活动性出血,耻骨后放置硅胶引流管,清点器械、纱布无误后,逐层缝合伤口。于双侧输尿管造口处,放置底盘及引流袋。

术后病理(图 7-2):膀胱浸润性尿路上皮癌(高级别),多数呈实性巢状,核异型明显,周围可见乳头状癌结构。免疫组化结果:34βE12(+),CK20(局灶+),CK7(+),GATA3(+),Ki-67(约 50%+),P63(+),PAX-8(−),PD-1[肿瘤细胞(−),免疫细胞 20%],PDL1[克隆号:E1L3N,肿瘤细胞(−),免疫细胞 5%]。

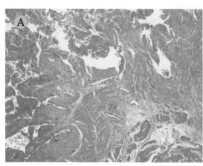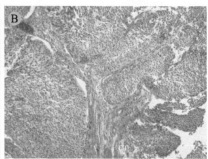

A. HE 染色,×40;B. HE 染色,×100。

图 7-2 术后病理

【随访】

目前随访时间为 1 年，患者一般状况良好，肾功能恢复正常，复查泌尿系增强 CT 及胸部 CT 未见肿瘤复发、转移。

病例分析

1. 病例特点

（1）患者为中年男性，慢性病程。

（2）临床表现：2 周前偶有尿频、尿急、尿痛等症状，可见肉眼血尿，无明显发热、消瘦、咳嗽、咳痰、恶心、呕吐、呕血、黑便，无排尿中断。

（3）既往史：HIV 感染 10 年，乙肝病史 10 余年。

（4）体格检查：双侧肾区未见红肿、膨隆，触诊未及肿块，压痛（–），叩击痛（–）。双侧输尿管走行区压痛（–）。膀胱区压痛（–），叩诊浊音，外生殖器未查及明显异常。双侧腹股沟淋巴结未触及肿大，双侧锁骨上淋巴结未触及肿大。

（5）辅助检查：泌尿系 CT 平扫 + 增强示膀胱占位术后，膀胱充盈较差，膀胱壁弥漫增厚，局部结节状改变，两侧肾盂、输尿管扩张积水，性质待定，建议结合临床进一步检查。

2. 诊疗思路分析

（1）患者膀胱癌病史漫长，膀胱内肿瘤多次复发，病理类型为非浸润性尿路上皮癌（低级别），恶性程度较低。此前 1 年因疫情原因没有进行复查，膀胱镜检查可见膀胱内多发肿瘤，累及双侧输尿管口致双肾积水，有膀胱全切指征，手术方式为根治性膀胱全切术 + 双侧输尿管皮肤造口术。

（2）鉴别诊断：本病例患者膀胱恶性肿瘤诊断明确，合并有肾积水需要注意与输尿管恶性肿瘤、输尿管结石等疾病相鉴别。①输尿管恶性肿瘤：临床表现为全程无痛肉眼血尿，因输尿管梗阻可导致肾积水，CT可见输尿管管腔内低密度实性占位，排泄期可见造影剂受阻、中断征象。本患者影像表现与上述不符，排除该诊断。②输尿管结石：临床表现为疼痛、血尿症状，结石梗阻易引起肾、输尿管扩张积水，CT可见输尿管内高密度影。本患者临床表现与上述不符，排除该诊断。

（3）术后病理分期为 $pT_{2a}N_0M_0$，为防止肿瘤复发及转移，患者术后恢复1个月后，实验室检查无化疗禁忌，行GC方案（吉西他滨＋顺铂）化疗3个周期。

3. 多学科讨论

（1）患者膀胱内多发肿瘤，病理诊断为恶性，累及双侧输尿管口合并双肾积水，且多次膀胱内肿瘤复发，有膀胱全切指征，手术方式为根治性膀胱全切术＋双侧输尿管皮肤造口术，术中熟悉解剖，轻柔操作。严格止血，合血备用。严格无菌操作，围手术期预防性使用抗生素。缩短手术时间，减少手术打击，术后心电监护、吸氧、严密监测生命体征、发现意外及时处理。

（2）患者既往HIV感染病史多年，且已规律治疗，CD8[+]T淋巴细胞257个/μL，CD4[+]T淋巴细胞762个/μL，CD4[+]T淋巴细胞/CD8[+]T淋巴细胞2.96；HIV病毒载量未检测到。无明确手术禁忌证。术后应用抗生素，注意感染风险。

（3）患者既往慢性乙型肝炎多年，规律治疗，乙肝病毒载量未检测到。术前肝功能正常，术后注意观察肝功能变化。

刘庆军教授病例点评

膀胱癌是泌尿系统最常见的恶性肿瘤之一，其中非浸润性膀胱癌占膀胱癌的 70% ～ 80%。经尿道膀胱肿瘤电切术（transurethral resection of bladder tumor，TURBT）一直是非浸润性膀胱癌的主要治疗手段。非肌层浸润性膀胱癌在 TURBT 术后联合膀胱灌注治疗相比单纯 TURBT 手术效果更好，有利于降低肿瘤复发率，延缓疾病的进展。临床上常用的膀胱灌注药物主要有两大类，一种是抗肿瘤化学药物，如丝裂霉素、多柔比星、表柔比星、吡柔比星等；另一种是免疫调节剂，如卡介苗、白介素、干扰素等。本例患者开始使用吡柔比星行膀胱灌注治疗，效果不佳，且出现膀胱内多发钙化等不良反应，后面更换为卡介苗灌注，膀胱内钙化逐渐减少。有研究表明，化疗药物灌注治疗后复发的非肌层浸润性膀胱癌再行卡介苗灌注有效，但是经卡介苗灌注治疗后复发的非肌层浸润性膀胱癌再行化学药物灌注无效。非肌层浸润性膀胱癌容易复发和进展，有 10% ～ 30% 的患者会进展成肌层浸润性膀胱癌。以 TURBT 为代表的保留膀胱手术是非肌层浸润性膀胱癌治疗金标准，但是这并不意味着保留膀胱的术式适用于所有非肌层浸润性膀胱癌患者，不应忽视那些本应接受根治性膀胱全切术的非肌层浸润性膀胱癌患者。非肌层浸润性膀胱癌患者接受根治性膀胱全切术的适应证有以下几种：①高级别非肌层浸润性膀胱癌：对于预期寿命较长的高级别非肌层浸润性膀胱癌患者，由于其具有较高的肿瘤进展风险，如肿瘤较大或数目较多，推荐根治性膀胱全切；②卡介苗无反应性膀胱癌：对于卡介苗灌注无反应的高级别非肌层浸润性膀胱癌患者，建议膀胱全切，原因在于这类患者进展为肌层浸润性膀胱癌的可能性高达

笔记

80% 以上；③其他类型非肌层浸润性膀胱癌：如散发低级别乳头状尿路上皮癌、单纯电切无法彻底清除肿瘤组织，以及患者有严重的肿瘤出血、尿频尿急，传统内镜治疗无法解决的。本例患者病理为低级别乳头状尿路上皮癌，但肿瘤散发无法彻底切除，且肿瘤侵犯双侧输尿管口，因此施行根治性膀胱全切术。本例患者为 HIV 感染者，对于 HIV 感染人群，免疫功能障碍可能是其膀胱内肿瘤多次复发的原因之一，因此，临床上应更加重视艾滋病合并恶性肿瘤的诊疗，增强对艾滋病合并恶性肿瘤的认识，通过早发现、早治疗延长患者的生存期。

【参考文献】

[1] KHABAZ M N, QURESHI I A, AL-MAGHRABI J A. Leptin expression is substantially correlated with prognosis of urinary bladder carcinoma. Libyan J Med, 2021, 16（1）: 1949798.

[2] VON LANDENBERG N, BENDERSKA-SÖDER N, BISMARCK E, et al. Rationale Nachsorge des nicht-muskelinvasiven Harnblasenkarzinoms [Rational follow-up of non-muscle invasive bladder cancer]. Urologe A, 2021, 60（11）: 1409-1415.

[3] SHORE N D, PALOU REDORTA J, ROBERT G, et al. Non-muscle-invasive bladder cancer: an overview of potential new treatment options. Urol Oncol, 2021, 39（10）: 642-663.

[4] 黄丽萍，姜慧萍，王大志 . 非肌层浸润性膀胱癌灌注治疗技术研究进展 . 临床普外科电子杂志，2020，8（2）: 43-46.

[5] SHMAKOVA A, GERMINI D, VASSETZKY Y . HIV-1, HAART and cancer: a complex relationship. Int J Cancer, 2020, 146（10）: 2666-2679.

（李旭瑜　整理）

病例 8 快速进展型肌层浸润性膀胱癌合并 HBV 感染

病历摘要

【基本信息】

患者男性，51 岁，主因"膀胱肿瘤电切术后 3 个月，左侧腰痛 1 周"门诊入院。

现病史：患者 3 个月前因膀胱肿瘤于本院行经尿道膀胱肿瘤电切术，术后病理回报浸润性尿路上皮癌（高级别），肌层浸润，建议患者行根治性膀胱全切术，患者拒绝，遂建议患者 3 个月后复查膀胱镜。术后规律行吡柔比星膀胱灌注治疗，患者无发热、血尿，无腰痛，无尿频、尿急、排尿困难等不适。1 周前患者无明显诱因出现左侧腰痛，呈胀痛，无发热、血尿，无尿频、尿急、尿痛等不适，就诊于当地医院行超声检查提示膀胱占位病变，左肾积水，为进一步诊治，就诊于我院门诊，门诊以"膀胱恶性肿瘤"收入院。自发病以来，患者精神、饮食、睡眠可，大便干燥，小便如上所述，体重近期无改变。

既往史：否认高血压、冠心病、糖尿病病史，乙肝病史 20 余年，规律口服恩替卡韦分散片 0.5 mg 每日一次。否认其他传染病病史，否认食物、药物过敏史。

个人史：无地方病疫区居住史，无传染病疫区生活史，无冶游史，否认吸烟、饮酒史。已婚，已育。

【体格检查】

体温 36.1 ℃，脉搏 78 次 / 分，呼吸 18 次 / 分，血压 110/78 mmHg，双肾区无红肿，无隆起，双肾未触及，右肾区无压痛、叩击痛，左肾区压痛（+）、叩击痛（+），未闻及血管杂音，未触及肿物。膀胱区无隆起，无压痛。双侧腹股沟淋巴结未触及肿大，双侧锁骨上淋巴结未触及肿大。

【辅助检查】

实验室检查：血常规、便常规、肝肾功能、电解质、凝血功能、肿瘤标志物等无明显异常；尿常规：尿潜血 1+，尿蛋白 1+，尿白细胞 1+；HBV DNA 未检测到。

影像学检查：泌尿系 CT 平扫＋增强（图 8-1）示膀胱腔内偏左后方可见结节状软组织密度充盈缺损影，CT 值为 27 HU，增强扫描动脉期 CT 值约 40 HU，静脉期 CT 值约 54 HU，排泄期 CT 值约 42 HU，病灶大小约 3.6 cm × 1.8 cm，周围脂肪间隙模糊，考虑为膀胱癌可能性大，侵犯浆膜层及左侧输尿管下段，伴左侧输尿管及左肾积水；双肾囊肿。胸部 CT 未见肿瘤转移。全身骨扫描未见明确骨转移。

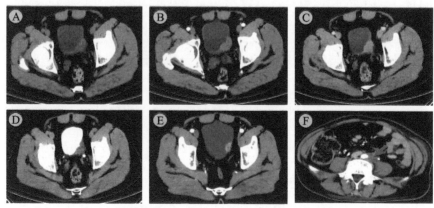

A. 平扫期；B. 动脉期；C. 静脉期；D. 排泄期；E. 早期的膀胱肿物；F. 后期出现腹主动脉旁淋巴结转移。

图 8-1　泌尿系 CT 平扫 + 增强

【诊断】

膀胱恶性肿瘤（$cT_{3b}N_0M_0$），左肾积水，泌尿系感染，经尿道膀胱肿瘤电切术后，慢性乙型肝炎，双肾囊肿。

【治疗经过】

患者入院后完善相关检查，考虑膀胱癌复发，无手术禁忌证，先在全麻下行膀胱镜检查＋膀胱肿物活组织检查，术后病理为肌层浸润性尿路上皮癌，有膀胱全切指征，后在全麻下行腹腔镜下根治性膀胱全切术＋双侧输尿管皮肤造口术，术后病理提示（膀胱、前列腺、精囊）浸润性尿路上皮癌，高级别，癌组织侵及膀胱壁全层达外周脂肪组织，可见脉管内癌栓及神经侵犯，各断端（下尿道断端、双侧输精管断端、脉管断端）均未见肿瘤；前列腺及精囊腺未见肿瘤。左侧髂血管旁淋巴结 4 枚，未见癌转移（0/4）。右侧髂血管旁淋巴结 5 枚，未见癌转移（0/5）。左侧输尿管断端未见肿瘤。右侧输尿管断端未见肿瘤。术后膀胱恶性肿瘤 TNM 分期为 $pT_{3b}N_0M_0$，为防止肿瘤复发及转移，患者术后恢复 1 个月后，实验室检查无化疗禁忌，行 GC 方案（吉西他滨＋顺铂）静脉化疗 3 个周期。化疗期间患者适应性良好，无严重化疗副作用。

手术记录：麻醉满意后，自尿道外口插入 16 号双腔导尿管，并注入 20 mL 水囊。患者取平卧位，头低脚高 30°，常规消毒铺单，各穿刺套管置入采用常规方法，于脐下 1 指取 3 cm 长切口置入 10 mm 套管，分别于脐水平腹直肌外侧缘及髂前上棘水平置入套管，左侧两孔入 12 mm 及 5 mm 套管（a、b 孔），右侧两孔入 12 mm 及 5 mm 套管（c、d 孔）。分别自 a、b 孔进吸引器和超声刀，c、d 孔进器械，CO_2 压力维持在 12 mmHg 建立气腹。观察腹盆腔无明显粘连，无明显肿大淋巴结。于左侧结肠旁沟游离乙状结肠暴露左侧髂血管，于输尿管跨髂血管处打开后腹膜，沿髂外动脉内侧游离输尿管，见左侧输尿管迂曲扩张明显，游离出左侧输精管并切断，向盆壁游离见左侧髂外静脉、闭孔神经血管及盆筋膜，继续沿输尿管向下游离，保留输尿管周围血运良好，血管夹夹闭并切断膀胱上动脉，继续游离输尿管至膀胱入口处，血管夹夹闭并切断左侧输尿管。同法处理右侧输尿管。游离膀胱两侧壁，游离出双侧输精管及精囊，分离膀胱底部进入狄氏间隙，向下推开直肠至前列腺尖部。采用标准法清扫双侧盆腔淋巴结后，游离膀胱两侧壁，切割闭合器切断膀胱侧韧带并妥善止血。切断脐中韧带和脐侧韧带，游离膀胱前壁至耻骨前列腺韧带处，于前列腺两侧打开盆筋膜，逐步分离至阴茎背深静脉复合体处，用2-0可吸收缝线缝扎后备用。超声刀于前列腺尖部游离尿道，夹闭并剪断尿道。同时分离两侧侧韧带，切割闭合器切断前列腺侧韧带并妥善止血，将前列腺背侧与直肠充分游离，完整切除膀胱、前列腺、双侧精囊，取出标本。

充分游离输尿管，将双侧输尿管断端由a、b孔取出，高于皮肤约1.5 cm，切除腹壁多余脂肪和肌层，并将肌层和腹外斜肌腱膜间断缝合，形成输出口。用3-0可吸收线将输尿管浆肌层与腹壁肌肉缝合固定，切除输尿管断端送病理，沿输尿管口置入输尿管支架，用4-0可吸收线将输尿管末端外翻缝合成乳头状，并间断与皮肤缝合。仔细检查盆腔无活动性出血，耻骨后放置硅胶引流管，清点器械、纱布无误后，逐层缝合伤口。于双侧输尿管造口处，放置底盘及引流袋。术毕。

术后病理（图8-2）：浸润性尿路上皮癌，高级别。免疫组化结果：34βE12（+），CK20（+），CK7（+），GATA3（+），Ki-67（30%+），P63（+），NKX3.1（−）。

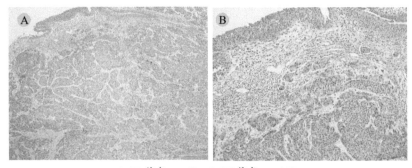

A. HE 染色，×40；B. HE 染色，×100。

图 8-2　术后病理

【随访】

目前随访时间为 1 年，患者术后半年发现腹膜后淋巴结转移，于外院行免疫治疗，术后 1 年出现骨转移，目前行局部放射治疗缓解癌症进展。

病例分析

1. 病例特点

（1）患者为中年男性，慢性病程。

（2）临床表现：患者 3 个月前因膀胱肿瘤于本院行经尿道膀胱肿瘤电切术，术后病理回报浸润性尿路上皮癌（高级别），肌层浸润，建议患者行根治性膀胱全切术，患者拒绝，遂建议患者 3 个月后复查膀胱镜。术后规律行吡柔比星膀胱灌注治疗。1 周前患者无明显诱因出现左侧腰痛，呈胀痛，就诊于当地医院行超声检查提示膀胱占位病变，左肾积水，为进一步诊治，就诊于我院门诊，门诊以"膀胱恶性肿瘤"收入院。

（3）既往史：乙肝病史 20 余年。

（4）体格检查：左肾区压痛、叩击痛阳性。

（5）辅助检查：泌尿系 CT 平扫＋增强示膀胱腔内偏左后方可见结节状软组织密度充盈缺损影，CT 值为 27 HU，增强扫描动脉期 CT 值约 40 HU，静脉期 CT 值约 54 HU，排泄期 CT 值约 42 HU，病灶大小约 3.6 cm×1.8 cm，周围脂肪间隙模糊，考虑为膀胱癌可能性大，侵犯浆膜层及左侧输尿管下段，伴左侧输尿管及左肾积水。

2. 诊疗思路分析

（1）患者主因左侧腰痛入院，3 个月前曾因膀胱癌行经尿道膀胱肿瘤电切术，增强 CT 提示膀胱腔内偏左后方占位，可见明显强化，肿物侵犯浆膜层及左侧输尿管下段，考虑膀胱癌（$T_{3b}N_0M_0$），胸部 CT 及骨扫描未见肿瘤转移，有膀胱全切指征，手术方式为腹腔镜下根治性膀胱全切术＋双侧输尿管皮肤造口术。

（2）鉴别诊断：本病例患者膀胱癌诊断明确，膀胱癌侵犯左侧输尿管下段引起左肾积水需与输尿管癌、输尿管结石等疾病相鉴别。①输尿管癌：临床表现为全程无痛肉眼血尿，可因肿瘤梗阻引起肾积水，CT 表现为输尿管内低密度实性肿物，增强可见强化，排泄期可见造影剂阻断。本患者影像学表现与上述不符，排除该诊断。②输尿管结石：临床表现为腰痛、血尿等症状，往往伴有结石梗阻、肾积水表现，CT 表现为输尿管内结节高密度影。本患者泌尿系 CT 未见上述表现，可排除该诊断。

（3）术后病理证实为浸润性尿路上皮癌，高级别，肿瘤分期为 $pT_{3b}N_0M_0$，为防止肿瘤出现复发、转移，术后行 GC 方案静脉化疗 3 个周期。

3. 多学科讨论

（1）患者诊断为膀胱癌，临床分期 $cT_{3b}N_0M_0$，治疗原则以手术为主，手术方式为腹腔镜下根治性膀胱全切术＋双侧输尿管皮肤造口术，术中熟悉解剖，轻柔操作。严格止血，合血备用。严格无菌操作，围手术期预防性使用抗生素。缩短手术时间，减少手术打击，术后心电监护、吸氧、严密监测生命体征、发现意外及时处理。

（2）患者既往慢性乙型病毒性肝炎多年，规律口服恩替卡韦分散片 0.5 mg 每日一次。术前肝功能正常，HBV DNA 未检测到，围手术期注意监测肝功能变化。

📋 韩志兴教授病例点评

膀胱恶性肿瘤是泌尿系统最常见的恶性肿瘤，90% 以上的膀胱恶性肿瘤为尿路上皮癌，分为非肌层浸润性膀胱癌及肌层浸润性膀胱癌。在临床首诊中，25% ～ 30% 的膀胱癌为肌层浸润性膀胱癌。肌层浸润性膀胱癌恶性程度高，易出现肿瘤复发及远处转移。对于肌层浸润性膀胱癌来说，治疗标准是新辅助化疗后行根治性膀胱全切术，但也有人认为术前先进行新辅助化疗会耽误患者的最佳手术时间。而术后辅助化疗，或许更受临床泌尿外科医生的欢迎，其原因主要有两点，一是可以基于准确的病理分期来进行化疗，并且术前不耽误手术治疗；二是术后辅助化疗可以抑制肿瘤的微转移，而微转移病灶可能导致肿瘤复发和转移。有研究显示，对于具有高危因素（病理分期 ≥ T_3、淋巴结转移、血管和淋巴管侵犯）的患者，使用 GC 方案化疗是有利的，可以降低肿瘤的复发率，延长患者的生存期。本例患者术后病理分期为 $pT_{3b}N_0M_0$，可见脉管内癌栓和神经侵犯，属于高危因素，适宜行术后辅助 GC 方案化疗。不过肌层浸润性膀胱癌患者手术后约有一半的患者会出现肿瘤复发，多数复发时出现远处转移。免疫抑制剂目前已批准用于对于化疗不耐受或化疗后进展的晚期膀胱癌患者，为晚期患者带来了福音。此外，还有新兴的 Enfortumab Vedotin、Erdafitinib 等突破性疗法正在探索中。本例患者术后半年即发现腹膜后淋巴结转移，尝试进行免疫治疗延缓病情进展，但术后 1 年还是出现骨转移，病情进展迅速，目前正通过局部外放射治疗缓解肿瘤进展。

【参考文献】

[1] KHABAZ M N, QURESHI I A, AL-MAGHRABI J A. Leptin expression is substantially correlated with prognosis of urinary bladder carcinoma. Libyan J Med, 2021, 16 (1): 1949798.

[2] KARTOLO A, KASSOUF W, VERA-BADILLO F E. Adjuvant immune checkpoint inhibition in muscle-invasive bladder cancer: is it ready for prime time? Eur Urol, 2021, 80 (6): 679-681.

[3] MAZZA C, GAYDOU V, EYMARD J C, et al. Identification of neoadjuvant chemotherapy response in muscle-invasive bladder cancer by Fourier-transform infrared micro-imaging. Cancers (Basel), 2021, 14 (1): 21.

[4] 王秋红, 左书强, 刘坤龙, 等. 肌层浸润性膀胱癌根治术患者的预后影响因素分析. 实用癌症杂志, 2022, 37 (1): 111-113.

[5] CHAKIRYAN N H, JIANG D D, GILLIS K A, et al. Pathological downstaging and survival outcomes associated with neoadjuvant chemotherapy for variant histology muscle invasive bladder cancer. J Urol, 2021, 206 (4): 924-932.

[6] 焦阳, 冯对平. 肌层浸润性膀胱尿路上皮癌的治疗进展. 现代肿瘤医学, 2022, 30 (12): 2280-2286.

（李旭瑜　整理）

病例 9　膀胱腺癌合并 HIV 感染

病历摘要

【基本信息】

患者男性，29 岁，主因"间断肉眼血尿 2 个月"门诊入院。

现病史：患者 2 个月前无明显诱因出现肉眼血尿，血尿呈淡红色，伴血块，初始为全程血尿，后间断出现末段血尿，无尿频、尿急、尿痛，无腰痛、发热，1 周前就诊于外院，完善超声检查，提示膀胱内可见大小约 3.9 cm×1.6 cm 低回声，边界清，不移动。现为进一步诊治，门诊以"膀胱肿物"收入院。患者自发病以来，神清，精神、睡眠可，饮食正常，大便正常，小便如上述，体重无明显改变。

既往史：否认高血压、冠心病、糖尿病病史，HIV 感染 5 年余，规律口服拉米夫定片 300 mg 每日一次、富马酸替诺福韦二吡呋酯片 300 mg 每日一次、依非韦伦片 200 mg 每日一次。否认其他传染病病史，否认食物、药物过敏史，否认手术、外伤史。

个人史：生于原籍并久居，无地方病疫区居住史，无传染病疫区生活史。否认吸烟史，否认饮酒史。未婚。

【体格检查】

体温 36.2 ℃，脉搏 86 次 / 分，呼吸 20 次 / 分，血压 134/90 mmHg，双肾区无红肿，无隆起，双肾未触及，双肾区压痛（－）、叩击痛（－），未闻及血管杂音，未触及肿物。双侧输尿管走行区压痛（－），膀胱区无隆起，无压痛。双侧腹股沟淋巴结未触及肿大，双侧锁骨上淋巴结未触及肿大。

71

【辅助检查】

实验室检查：血常规、便常规、肝肾功能、电解质、凝血功能、肿瘤标志物等无明显异常；尿常规：尿潜血 2+，尿蛋白 1+，尿白细胞 3+；辅助性 T 细胞亚群：淋巴细胞 1680 个 /μL，T 淋巴细胞 1002 个 /μL，$CD8^+T$ 淋巴细胞 319 个 /μL，$CD4^+T$ 淋巴细胞 754 个 /μL，$CD4^+T$ 淋巴细胞 /$CD8^+T$ 淋巴细胞 2.36；HIV 病毒载量未检测到。

影像学检查：泌尿系 CT 平扫＋增强（图 9-1）示膀胱充盈良好，壁不厚，膀胱后壁偏右侧可见一不规则肿块影，大小约 3.7 cm×1.8 cm，边界欠清，内部密度不均匀，可见斑点状钙化灶，增强扫描后可见强化。前列腺及双侧精囊腺形态、密度未见异常。腹膜后、盆腔未见肿大淋巴结，未见游离体。CTU 示膀胱右后壁可见宽基底充盈缺损，双侧肾盂和输尿管显示尚可。

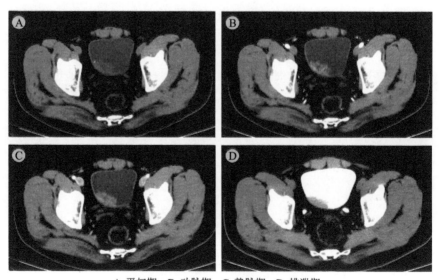

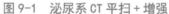

A. 平扫期；B. 动脉期；C. 静脉期；D. 排泄期。

图 9-1　泌尿系 CT 平扫＋增强

【诊断】

膀胱恶性肿瘤（$cT_2N_0M_0$），泌尿系感染，HIV 感染。

【治疗经过】

患者入院后完善检查，考虑诊断膀胱肿物，排除手术禁忌后于全麻下行经尿道膀胱肿瘤电切术，手术顺利，术后病理提示（膀胱肿物）中 – 低分化腺癌，局灶呈印戒细胞癌形态，局灶黏膜肌层可见肿瘤累及，结合免疫组化染色结果，考虑为膀胱腺癌。术后病理分期 $pT_2N_0M_0$，鉴于膀胱腺癌恶性程度高，易复发、易转移，建议患者行根治性膀胱全切术，患者拒绝，保留膀胱意愿强烈。术后予以患者 GC 方案静脉辅助化疗 3 个周期，化疗期间患者适应性良好，无严重化疗副作用。

手术记录：麻醉满意后，取截石位。常规消毒铺巾，置入膀胱电切镜，观察：双侧输尿管口位置正常可见喷尿，未见喷血，膀胱右侧壁输尿管开口外上方约 1.5 cm 可见直径 4 cm 左右大小外生性乳头状肿物，表面大量白色絮状物，基底稍宽，将肿瘤切至肌层后送病理。查无活动性出血，置入 20 号三腔导尿管接引流袋，接膀胱冲洗，见冲洗液清亮。术毕，术中出血约 5 mL。

扫码观看手术视频

术后病理（图 9-2）:（膀胱肿物）中 – 低分化腺癌，局灶呈印戒细胞癌形态。免疫组化结果：β-Catenin（＋），CEA（＋），34βE12（＋），Ki-67（约 90%＋），CK7（－），GATA3（－），PAX-8（－），PSA（－），P504S（－），CD15（－），CD20（－），CDX（灶状＋），P63（灶状＋），CK20（灶状＋），SATB-2（灶状＋）。

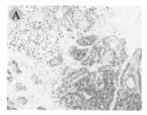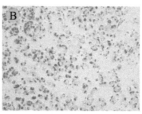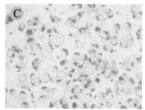

A. HE 染色，×100；B. HE 染色，×200；C. HE 染色，×400。

图 9-2 术后病理

【随访】

目前随访时间为 1 年，复查胸部 CT、泌尿系增强 CT 未见肿瘤复发、转移，每 3 个月复查膀胱镜均未见肿瘤复发。

病例分析

1. 病例特点

（1）患者为青年男性，缓慢起病，病程较长。

（2）临床表现：患者 2 个月前无明显诱因出现肉眼血尿，血尿呈淡红色，伴血块，初始为全程血尿，后间断出现末段血尿。

（3）既往史：HIV 感染 5 年余。

（4）体格检查：未查及明显异常。

（5）辅助检查：泌尿系 CT 平扫＋增强示膀胱充盈良好，壁不厚，膀胱后壁偏右侧可见一不规则肿块影，大小约 3.7 cm×1.8 cm，边界欠清，内部密度不均匀，可见斑点状钙化灶，增强扫描后可见强化。前列腺及双侧精囊腺形态、密度未见异常。腹膜后、盆腔未见肿大淋巴结，未见游离体。CTU 示膀胱右后壁可见宽基底充盈缺损，双侧肾盂和输尿管显示尚可。

2. 诊疗思路分析

（1）患者初始症状为无痛肉眼血尿，泌尿系 CT 提示膀胱后壁偏右侧可见一大小约 3.7 cm × 1.8 cm 肿块影，增强扫描可见强化，考虑膀胱癌（$cT_2N_0M_0$）可能性大，有手术指征，需行经尿道膀胱肿瘤电切术，术后病理进一步明确诊断。

（2）鉴别诊断：①腺性膀胱炎：是一种非肿瘤性炎性病变，好发于女性，主要表现为反复发作、难治性的尿频、尿急、尿痛、耻骨上区及会阴部不适、下腹部坠胀感等一系列症状，在影像学上与膀胱癌类似，均可表现为膀胱内肿块，不过腺性膀胱炎在增强 CT 上往往表现为轻度强化或强化不明显，确诊仍需病理活检，暂不除外。②膀胱结石：临床表现常为尿痛、血尿、排尿中断等，CT 检查可见膀胱内类圆形高密度影。本患者临床表现与上述不符，排除该诊断。

（3）术后病理证实为膀胱腺癌（$pT_2N_0M_0$），鉴于膀胱腺癌恶性程度高，易复发、易转移，建议患者行根治性膀胱全切术，患者保留膀胱意愿强烈，拒绝行根治手术。为尽可能降低肿瘤的复发率及转移率，建议患者行 GC 方案静脉化疗三个周期。嘱患者每 3 个月复查一次膀胱镜，如有肿瘤复发，及时处理。

3. 多学科讨论

（1）患者膀胱肿物诊断明确，恶性可能性大，治疗原则以手术为主，手术方式为经尿道膀胱肿物电切术，术中熟悉解剖，轻柔操作。严格止血，合血备用。严格无菌操作，围手术期预防性使用抗生素。缩短手术时间，减少手术打击，术后心电监护、吸氧、严密监测生命体征、发现意外及时处理。

（2）患者既往 HIV 感染病史多年，且已规律治疗，$CD8^+T$ 淋巴细胞 319 个 /μL，$CD4^+T$ 淋巴细胞 754 个 /μL，$CD4^+T$ 淋巴细胞 /$CD8^+T$ 淋巴细胞 2.36；HIV 病毒载量未检测到。无明确手术禁忌证。术后应用抗生素，注意感染风险。

📋 纪世琪教授病例点评

　　膀胱癌是泌尿系统最常见的恶性肿瘤，主要包括移行细胞癌、鳞状细胞癌、腺癌、小细胞癌等病理类型。膀胱腺癌是较少见的膀胱恶性肿瘤，它在膀胱恶性肿瘤中所占比例仅为 0.5% ～ 2%。膀胱腺癌的临床表现与其他类型膀胱癌相比并无太大区别，最常见为血尿，可有尿频、尿急、尿痛、排尿不畅等症状。临床上 B 超、CT、MRI 等影像学检查对膀胱腺癌的诊断有一定的帮助，可以帮助明确肿瘤的大小、浸润深度及分期等。通过膀胱镜可以直观地感受肿瘤的大小、形态、位置，诊断的金标准是病理活检。膀胱腺癌恶性程度高，具有易复发、易转移的特点，且对放化疗的敏感性较低，目前手术治疗仍是主要的治疗手段。我国最新的膀胱癌诊治指南建议对于膀胱腺癌应积极施行腹腔镜下根治性膀胱全切术，结合辅助化疗或放疗，能够帮助患者争取到更长的生存期。膀胱腺癌的预后较差，5 年生存率仅有 17% ～ 23%。影响患者预后的因素主要有肿瘤的分期、分级及手术方式，早期确诊、精准分期及彻底有效的手术治疗对于改善患者的预后有非常重要的作用。本病例患者为青年男性，膀胱腺癌病理分期为 $pT_2N_0M_0$，向患者详细说明膀胱腺癌的高恶性程度及高复发、转移率特点后，建议患者行根治性膀胱全切术，患者保留膀胱意愿强烈，拒绝手术。GC 化疗方案在局部晚期的膀胱恶性肿瘤患者中已有较多应用，且有报道提示局部晚期的膀胱腺癌患者可从 GC 化疗方案上获益，缩小病灶，延长生存期。因此予以本病例患者 GC 方案静脉化疗 3 个周期，以期降低肿瘤复发率及转移率。本病例患者为 HIV 感染者，对于 HIV 感染人群，由于免疫功能障碍，肿瘤的发生发展规律在一定程度上打破了限制，是各种肿瘤的高危因素。因此，临床上应更加重视艾滋病合并恶性肿瘤的诊疗，增强对艾滋病合并恶性肿瘤的认识，通过早发现、早治疗延长患者的生存期。

【参考文献】

[1] BABJUK M，BURGER M，COMPÉRAT E M，et al. European Association of Urology Guidelines on non-muscle-invasive bladder cancer（TaT1 and carcinoma in situ）-2019 update. European Urology，2019，76（5）：639-657.

[2] LI A，YANG Y，HAN P . Pulmonary intestinal adenocarcinoma secondary to intestinal metaplasia of bladder：a rare case report. Annals of Palliative Medicine，2021，10（7）：8391-8395.

[3] WANG D，ZHANG K，GUAN L，et al. Imaging features of primary mucinous adenocarcinoma of bladder outlet and urethra：a case report and literature review. Transl Cancer Res，2022，11（7）：2416-2424.

[4] 杨瑞婷，陈冬格，刘斌，等 . 原发性膀胱腺癌4例临床病理分析 . 临床与实验病理学杂志，2022，38（2）：230-232.

[5] 卢文斌，王尉，聂海波，等 . 膀胱癌的诊疗研究进展 . 中国医药科学，2022，12（13）：62-65，130.

[6] DAVIDSON A，MOHAMED Z. Tackling cancer risk in adolescents and young adults with HIV. Lancet HIV，2021，8（10）：e601-e602.

（李旭瑜　整理）

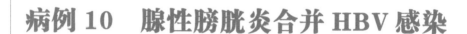

病例 10　腺性膀胱炎合并 HBV 感染

病历摘要

【基本信息】

患者男性，39岁，主因"体检发现膀胱肿物1周"门诊入院。

现病史：患者1周前体检行B超检查见膀胱右侧壁局限性增厚，约0.5 cm，三角区见等回声，范围约2.8 cm×1.4 cm，形态不规则，前列腺横径约4.1 cm，内部回声欠均匀；右侧肾盂、肾盏扩张，最宽处约2.6 cm，右侧输尿管上段扩张、中段显示不清。偶伴尿频、尿急，无尿痛，无血尿，无腰痛、发热、乏力，遂就诊于我科门诊，完善泌尿系CT检查见膀胱三角区占位，累及双侧输尿管口，与前列腺分界欠清，考虑恶性病变可能性大，现患者为进一步诊治入我科。自发病以来，患者精神、饮食、睡眠可，大便无异常，小便如上所述，体重近期无改变。

既往史：慢性乙型病毒性肝炎5年，规律口服恩替卡韦分散片0.5 mg每日一次。否认高血压、冠心病、糖尿病病史，否认其他传染病病史，否认食物、药物过敏史，否认手术、外伤史。

个人史：无地方病疫区居住史，无传染病疫区生活史，无冶游史，否认吸烟史，否认饮酒史。已婚，已育。

【体格检查】

体温36.5 ℃，脉搏72次/分，呼吸18次/分，血压122/68 mmHg，双肾区无红肿，无隆起，双肾未触及，双肾区压痛（−）、叩击痛（−），未闻及血管杂音，未触及肿物。双侧输尿管走行区压痛（−），

笔记

膀胱区无隆起，无压痛。双侧腹股沟淋巴结未触及肿大，双侧锁骨上淋巴结未触及肿大。

【辅助检查】

实验室检查：血常规、便常规、肝肾功能、电解质、凝血功能、肿瘤标志物等无明显异常；尿常规：尿潜血 1+，尿蛋白 1+，尿白细胞 2+；HBV DNA 未检测到；前列腺特异性抗原检测：总 PSA 2.10 ng/mL，游离 PSA 0.36 ng/mL，PSA 比率 0.17。

影像学检查：泌尿系 CT 平扫 + 增强（图 10-1）示膀胱充盈可，膀胱后壁可见一菜花样肿块突入腔内，大小约 2.8 cm × 1.8 cm，累及双侧输尿管开口，双侧输尿管扩张、积水，走行曲折，右侧肾盂、肾盏扩张，增强扫描病变可见轻度强化。胸部 CT 未见异常。

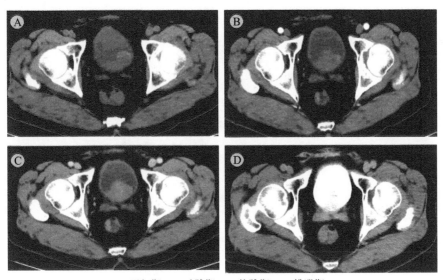

A. 平扫期；B. 动脉期；C. 静脉期；D. 排泄期。

图 10-1　泌尿系 CT 平扫 + 增强

【诊断】

膀胱恶性肿瘤（$cT_2N_0M_0$）? 泌尿系感染，双肾积水，慢性乙型病毒性肝炎。

【治疗经过】

患者入院后完善检查，考虑为膀胱肿物，排除手术禁忌后于全麻下行经尿道膀胱肿瘤电切术＋双侧输尿管支架置入术，术中见膀胱三角区、双侧输尿管口周围及颈口周围多发滤泡样肿物，累及双

侧管口，为防止术中损伤双侧输尿管口，放置双侧输尿管支架，将肿物电切至肌层，创面予以电切、电凝止血，标本送病理。手术顺利，术后病理回报腺性膀胱炎。术后患者未行其他辅助治疗，嘱患者定期复查膀胱镜。

术后病理（图 10-2）：腺性膀胱炎。免疫组化结果：34βE12（＋），CK20（－），CK7（＋），Ki-67（1%＋），P63（＋）。

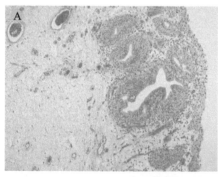
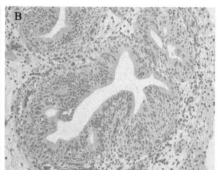

A. HE 染色，×100；B. HE 染色，×200。

图 10-2　术后病理

【修正诊断】

腺性膀胱炎，泌尿系感染，双肾积水，慢性乙型病毒性肝炎。

【随访】

目前随访时间为 2 年，术后半年复查膀胱镜，术中见腺性膀胱炎复发并影响双侧输尿管口，行电切术并更换输尿管支架。术后1 年复查膀胱镜，腺性膀胱炎无明显复发，拔除双侧支架管；泌尿系

CT 平扫见图 10-3。术后 2 年定期复查泌尿系超声，双肾积水较前无明显变化，无腰痛不适。

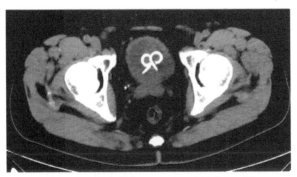

膀胱内未见明确肿物复发，可见双侧支架管尾端。

图 10-3　术后 1 年泌尿系 CT 平扫

病例分析

1. 病例特点

（1）患者为青年男性，病程较短。

（2）临床表现：患者 1 周前体检行 B 超检查见膀胱右侧壁局限性增厚，约 0.5 cm，三角区见等回声，范围约 2.8 cm×1.4 cm，形态不规则，前列腺横径约 4.1 cm，内部回声欠均匀。右侧肾盂、肾盏扩张，最宽处约 2.6 cm，右侧输尿管上段扩张、中段显示不清。偶伴尿频、尿急。

（3）既往史：慢性乙型病毒性肝炎 5 年。

（4）体格检查：未查及明显异常。

（5）辅助检查：泌尿系 CT 平扫＋增强：膀胱充盈可，膀胱后壁可见一菜花样肿块突入腔内，大小约 2.8 cm×1.8 cm，累及双侧输尿管开口，双侧输尿管扩张、积水，走行曲折，右侧肾盂、肾盏扩张，

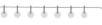

增强扫描病变可见轻度强化。

2. 诊疗思路分析

（1）患者体检发现膀胱肿物 1 周就诊，偶有尿频、尿急，超声、CT 等辅助检查提示膀胱三角区占位，累及双侧输尿管开口，与前列腺分界不清，考虑恶性可能性大，有手术指征，手术方式为经尿道膀胱肿瘤电切术。

（2）鉴别诊断：①膀胱癌：临床表现为无痛肉眼血尿，可伴有尿频、尿急、尿痛等膀胱刺激征，CT 可见膀胱内菜花样或团块状低密度影，增强可见强化，排泄期可见膀胱内充盈缺损。本患者 CT 可见膀胱内肿物，增强有强化，暂不除外，确诊需病理学检查。②前列腺组织突入膀胱：临床常表现为排尿困难，可伴有尿频、尿急、血尿等症状，CT 表现为突入膀胱腔内肿块，增强表现轻度强化或不明显。本患者暂不除外该诊断，需进一步完善膀胱镜检查。③前列腺癌：为恶性病变，好发于老年男性，可有尿频、尿急、排尿困难、尿滴沥、尿潴留表现，该病 PSA 多增高，直肠指检前列腺质硬并有结节，前列腺穿刺活检可确诊。本患者 PSA 检查无异常，暂不考虑该诊断。

（3）术后病理证实为腺性膀胱炎，因患者保留双侧输尿管支架，膀胱灌注治疗易引起输尿管反流等副作用，所以不予以采用，定期膀胱镜复查。

3. 多学科讨论

（1）患者膀胱肿物诊断明确，恶性可能性大，治疗原则以手术为主，手术方式为经尿道膀胱肿瘤电切术，术中熟悉解剖、轻柔操作。术中严格止血，严格无菌操作，围手术期预防性使用抗生素。缩短手术时间，减少手术打击，术后心电监护、吸氧、严密监测生命体征、发现意外及时处理。

（2）患者既往慢性乙型肝炎多年，规律治疗，乙肝病毒载量未检测到。术前肝功能正常，术后注意观察肝功能变化。

刘庆军教授病例点评

腺性膀胱炎（cystitis glandularis，CG）是膀胱黏膜特殊类型的病理改变。腺性膀胱炎的发生、发展是一个渐进的过程：正常黏膜、移行上皮增生、Brunn 芽、Brunn 巢、囊性膀胱炎、腺性膀胱炎。腺性膀胱炎过去很长时间都被当作癌前病变，因此治疗大都以病损切除＋膀胱灌注化疗为主；但是随着对该病的深入认识，发现腺性膀胱炎极少发生恶变，因此对于它的治疗方案也有了不同的意见。中华医学会泌尿外科学分会将腺性膀胱炎分为低危型和高危型。低危型指的是镜下无显著改变或见慢性炎症改变，黏膜粗糙或颗粒状，单发或小范围滤泡样改变。高危型呈现以下表现：乳头状瘤样改变；肠腺瘤样，肿物外观红润近似腺瘤；广泛肠上皮化生样改变，如大面积滤泡或铺路石样。腺性膀胱炎的治疗应根据分型进行，对于低危型主要是去除病因、去除梗阻或感染因素；对于高危型治疗手段以经尿道膀胱病损切除术为主。对于是否需要联合膀胱灌注治疗仍存在较大争议。在最新发表的《腺性膀胱炎临床诊断和治疗中国专家共识》中，并不推荐常规行膀胱灌注治疗，而是应加强复查、随访，发现癌变之后再按照膀胱癌治疗。本病例患者属于高危型腺性膀胱炎，行经尿道膀胱肿瘤电切术，术后因放置双侧输尿管支架未行膀胱灌注治疗。

83

【参考文献】

[1] 刘杰，丁宁，宁刚. 腺性膀胱炎的分型与诊治研究进展. 黑龙江医学，2022，46（13）：1663-1665.

[2] YE J B，CHEN Q，ZENG K，et al. Eosinophilic cystitis complicated with cystitis glandularis：a case report. BMC Urol，2022，22（1）：55.

[3] 中华医学会泌尿外科学分会，腺性膀胱炎诊治专家共识编写组. 腺性膀胱炎临床诊断和治疗中国专家共识. 中华泌尿外科杂志，2020，41（8）：566-568.

[4] CHEN Y H，TSENG J S. Concurrent urachal abscess and florid cystitis glandularis masquerading as malignancy：a case report and literature review. BMC Surg，2022，22（1）：105.

（李旭瑜　整理）

病例 11　膀胱感染性结石合并 HIV 感染

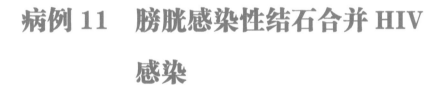 **病历摘要**

【基本信息】

患者男性，28 岁，主因"急性尿潴留、发现膀胱结石 2 天"急诊入院。

现病史：患者 2 天前无明显诱因出现急性尿潴留，于我科门诊导尿处理后完善 CT 检查提示膀胱多发结石，既往患者无尿频、尿急、尿痛、血尿等不适，无排尿困难，现患者为进一步碎石治疗，门诊以"膀胱结石"收入院。自发病以来，患者精神、饮食、睡眠可，大便无异常，体重近期无改变。

既往史：否认高血压、冠心病、糖尿病病史，HIV 感染 2 年余，规律口服拉米夫定片 300 mg 每日一次、富马酸替诺福韦二吡呋酯片 300 mg 每日一次、依非韦伦片 200 mg 每日一次。否认其他传染病病史，否认食物、药物过敏史，28 年前因肛门闭锁于外院进行手术治疗，否认外伤史。

个人史：生于原籍并久居，无地方病疫区居住史，无传染病疫区生活史，无冶游史，否认吸烟史，否认饮酒史。未婚。

【辅助检查】

体温 36.5℃，脉搏 78 次 / 分，呼吸 20 次 / 分，血压 120/78 mmHg，双肾区无红肿，无隆起，双肾未触及，双肾区压痛（－）、叩击痛

（－），未闻及血管杂音，未触及肿物。双侧输尿管走行区压痛（－），膀胱区无隆起，无压痛。腹部手术瘢痕愈合良好。双侧腹股沟淋巴结未触及肿大，双侧锁骨上淋巴结未触及肿大。

【辅助检查】

实验室检查：血常规：白细胞 $16.06 \times 10^9/L$，中性粒细胞百分比 96%，血红蛋白 153 g/L，血小板 $275 \times 10^9/L$；生化：谷丙转氨酶 15.7 U/L，谷草转氨酶 29.2 U/L，白蛋白 39.6 g/L，肌酐 69.9 μmol/L；便常规、电解质、凝血功能、肿瘤标志物等无明显异常；尿常规：尿潜血 1+，尿蛋白 1+，尿白细胞 3+，亚硝酸盐 1+；辅助性 T 细胞亚群：淋巴细胞 1650 个 /μL，T 淋巴细胞 1032 个 /μL，CD8+T 淋巴细胞 359 个 /μL，CD4+T 淋巴细胞 734 个 /μL，CD4+T 淋巴细胞 /CD8+T 淋巴细胞 2.04；HIV 病毒载量未检测到。

影像学检查：泌尿系 CT 平扫（图 11-1）示双肾大小、形态正常，双侧输尿管未见明显扩张。导尿管置入术后，膀胱充盈欠佳，膀胱壁不均匀增厚，左前壁局部向外呈囊袋突出，其内可见两个大小不等的结节样高密度影，较大者约 0.5 cm，膀胱腔内另可见两个大小不等的结节状高密度影，较大者约 0.8 cm。

尿动力学检查：①充盈期膀胱感觉迟钝，顺应性升高，稳定性正常；②膀胱测压容积 450 mL，容量正常；③排尿期逼尿肌反射低下，逼尿肌收缩力减弱，最大逼尿肌压力为 $50 \ cmH_2O$，最大尿流率 12 mL/s；④ LinPURR Grade 线性被动尿道阻力关系等级 Ⅱ级，提示膀胱出口可疑梗阻；⑤残余尿 50 mL。提示：逼尿肌功能降低。

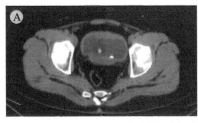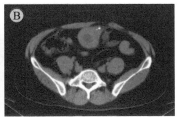

A.膀胱内可见结石，膀胱黏膜不均匀增厚；B.膀胱憩室，可见憩室内结石。

图 11-1 泌尿系 CT 平扫

【诊断】

膀胱结石，神经源性膀胱，膀胱憩室，泌尿系感染，HIV 感染，导尿术后，肛门闭锁术后。

【治疗经过】

患者入院后积极完善尿动力学检查，提示逼尿肌功能降低，考虑神经源性膀胱。患者膀胱结石诊断明确，有手术指征，排除手术禁忌后于全麻下行经尿道膀胱结石激光碎石取石术，过程顺利，膀胱镜下见膀胱黏膜增厚，膀胱憩室形成，双侧输尿管口位置正常，可见喷尿，并见多个膀胱结石，最大约 1 cm，给予激光碎石，将结石碎成细小粉末，异物钳取出较大结石颗粒，撤镜，留置 F20 三腔导尿管接膀胱冲洗，术毕。术后拔除尿管后患者排尿通畅，嘱患者多饮水，定期门诊复查。术后取结石标本行结石成分分析，为磷酸镁铵结石。患者诊断神经源性膀胱，目前尿流率 12 mL/s，无合并双肾积水，肾功能正常，暂不处理，嘱患者关注排尿情况，定期门诊复查。

【随访】

术后随访 2 年，患者诉排尿通畅，无小便无力、尿线变细、排尿困难等症状，此后未再出现膀胱结石复发。

病例分析

1. 病例特点

（1）患者为青年男性，急性起病。

（2）临床表现：患者2天前无明显诱因出现急性尿潴留，于我科门诊导尿处理后完善CT检查提示膀胱多发结石。

（3）既往史：HIV感染2年余。

（4）体格检查：直肠指检提示肛门直肠通畅，可触及前列腺稍增大，可触及边界，表面光滑，质韧，中央沟变浅，肛门括约肌无松弛，指套退出无染血。

（5）辅助检查：泌尿系CT平扫示膀胱壁不均匀增厚，左前壁局部向外呈囊袋突出，其内可见两个大小不等的结节样高密度影，较大者约0.5 cm，膀胱腔内另可见两个大小不等的结节状高密度影，较大者约0.8 cm。尿动力学检查：①充盈期膀胱感觉迟钝，顺应性升高，稳定性正常；②膀胱测压容积450 mL，容量正常；③排尿期逼尿肌反射低下，逼尿肌收缩力减弱，最大逼尿肌压力为50 cmH$_2$O，最大尿流率12 mL/s；④LinPURR Grade线性被动尿道阻力关系等级Ⅱ级，提示膀胱出口可疑梗阻；⑤残余尿50 mL。提示：逼尿肌功能降低。

2. 诊疗思路分析

（1）患者主因"急性尿潴留、发现膀胱结石2天"入院，完善尿动力学检查，提示膀胱逼尿肌功能减弱，考虑神经源性膀胱继发膀胱结石，膀胱结石诊断明确，有手术指征，手术方式为经尿道膀胱结石激光碎石取石术。

（2）鉴别诊断：考虑患者为神经源性膀胱继发膀胱结石，前列腺增生、前列腺癌、膀胱颈硬化症均可引起排尿不畅继发膀胱结石，需与之鉴别。①前列腺增生：为良性病变，好发于老年男性，临床主要表现为进行性排尿困难，常伴有尿频、尿急，超声常提示前列腺增生，残余尿增多，本患者为青年男性，临床表现不符，暂不考虑。②前列腺癌：为恶性病变，好发于中老年男性，也可有尿频、尿急、排尿困难、尿滴沥、尿潴留表现，该病 PSA 多增高，直肠指检前列腺质硬并有结节，前列腺穿刺活检可确诊，本患者为青年男性，PSA 检查无异常，可除外此诊断。③膀胱颈硬化症：可出现排尿不畅等症状，此病多发于青壮年，膀胱镜检查可见膀胱颈后唇抬高、僵硬，本患者暂不考虑该诊断。

（3）术后结石成分分析为磷酸镁铵结石，属于感染性结石，患者神经源性膀胱，残余尿较多，排尿不畅易引起尿路感染，继发膀胱结石。患者目前排尿尚可，无排尿功能障碍，双肾无积水，肾功能正常，继续观察排尿情况，警惕神经源性膀胱病情进展，建议定期于泌尿外科门诊复查。

3. 多学科讨论

（1）患者膀胱结石诊断明确，术前完善相关检查考虑由神经源性膀胱所致，目前患者排尿尚可，无明显排尿功能障碍，未合并双肾输尿管扩张积水，可先处理膀胱结石。其治疗原则以手术治疗为主，手术方式为经尿道膀胱结石激光碎石取石术，术中注意出血，注意血管及周围组织损伤，严格无菌操作，予抗生素抗感染，术后予以心电监护、吸氧、严密监测生命体征，注意出血、感染可能。

（2）患者既往 HIV 感染病史 2 年，且已规律治疗，$CD8^+T$ 淋巴细胞 359 个 /μL，$CD4^+T$ 淋巴细胞 734 个 /μL，$CD4^+T$ 淋巴细

胞 /CD8⁺T 淋巴细胞 2.04；HIV 病毒载量未检测到。无明确手术禁忌证。术后应用抗生素，注意感染风险。

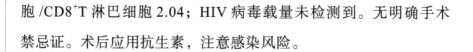

韩志兴教授病例点评

神经源性膀胱由神经本身的病变或者手术、外伤等因素导致神经损伤所引起，其主要特征为膀胱逼尿肌及尿道括约肌功能障碍引起的膀胱储尿及排尿异常，最终可致肾功能损害。临床表现有排尿困难、尿线变细、尿潴留或者尿频、尿失禁等，常常合并排便困难或者大便失禁症状，此外还可有神经系统症状，如会阴部感觉减退或消失、肢体瘫痪等。当临床上怀疑神经源性膀胱时，可完善尿动力学、静脉肾盂造影、超声、膀胱排尿造影等检查以明确诊断。其中，尿动力学检查对诊断神经源性膀胱的帮助很大。根据尿动力学检查结果可将神经源性膀胱分为逼尿肌反射亢进型及逼尿肌反射无力型。当尿动力学检查提示膀胱逼尿肌功能低下、尿道括约肌功能亢进时，可出现膀胱不能排空，残余尿量增多，同时膀胱壁逐渐代偿性增厚，压力持续增大引起输尿管反流，长期的输尿管反流可引起肾盂、输尿管扩张积水，直至损害肾功能，对人体造成极大损害。有报道指出，30% ～ 40% 的病例会出现肾功能损伤。本病例患者既往有肛门闭锁手术史，此次出现尿潴留症状，CT 检查提示膀胱黏膜不均匀增厚，合并膀胱结石、膀胱憩室，需首先排除神经源性膀胱。经完善检查，尿动力学检查提示膀胱逼尿肌功能降低，膀胱出口可疑梗阻，残余尿增多，最大尿流率低于正常，考虑神经源性膀胱诊断。本例患者膀胱结石较小，内镜下治疗即可快速、安全、有效的处理，但是需要找到结石形成的病因，去除病因以防止结石复

笔记

发。本患者膀胱结石考虑由神经源性膀胱引起，但目前患者排尿尚可，无明显排尿功能障碍，未合并双肾输尿管扩张积水，可继续观察，一旦病情进一步进展，出现明显排尿功能障碍、合并双肾积水时需及时处理。本病例患者为 HIV 感染者，对于 HIV 感染人群，由于免疫功能障碍，较正常人群更易出现感染。本患者尿路感染严重，合并膀胱憩室亦是感染的不利因素之一，因此建议患者积极抗 HIV 感染治疗，多饮水、勤排尿，定期复查尿常规及泌尿系超声，必要时进行抗尿路感染治疗。

【参考文献】

[1] PELOSI G，FALEIROS F，PEREIRA M R C，et al. Study on the prevalence of neurogenic bladder in Brazilians with traumatic and non-traumatic spinal cord injury. J Spinal Cord Med，2023，46（4）：677-681.

[2] DECLEMY A，HADDAD R，CHESNEL C，et al. Prevalence of comorbidities in multiple sclerosis patients with neurogenic bladder. Prog Urol，2021，31（12）：732-738.

[3] DEWITT-FOY M E，ELLIOTT S P. Neurogenic bladder：assessment and operative management. Urol Clin North Am，2022，49（3）：519-532.

[4] 袁晓亮，魏汉平，刘晓武，等.泌尿系结石成分构成及其临床特征与肾功能分析.中外医学研究，2022，20（22）：68-72.

（李旭瑜　整理）

病例 12　继发性膀胱结石合并 HCV 感染

病历摘要

【基本信息】

患者男性，66 岁，主因"进行性排尿困难伴尿频、尿急半年余"门诊入院。

现病史：患者半年余前发生进行性排尿困难，伴尿频、尿急等症状，夜尿增多，5～6 次/夜，偶有尿痛，无血尿、发热，行保守治疗后好转，后体检发现前列腺增生及膀胱结石，2 天前至我院门诊就诊，泌尿系彩超提示膀胱多发结石、前列腺增生伴钙化、右肾多发囊肿。现患者为进一步治疗，就诊于我科。自发病以来，患者大便正常，小便如前，神志清，精神尚可，体力及体重未见明显变化。

既往史：高血压 30 年，最高 220/110 mmHg，口服苯磺酸氨氯地平片 10 mg 每日一次，血压控制可。否认冠心病、糖尿病病史，丙型肝炎 10 年，否认其他传染病病史，否认食物、药物过敏史，否认手术、外伤史。

个人史：生于原籍并久居，无地方病疫区居住史，无传染病疫区生活史，无冶游史，否认吸烟史，否认饮酒史。

【体格检查】

体温 36.6 ℃，脉搏 88 次/分，呼吸 20 次/分，血压 191/102 mmHg，双肾区无红肿，无隆起，双肾未触及，双肾区压痛（−）、叩击痛

笔记

（–），未闻及血管杂音，未触及肿物。双侧输尿管走行区压痛（–），膀胱区无隆起，无压痛。腹部手术瘢痕愈合良好。双侧腹股沟淋巴结未触及肿大，双侧锁骨上淋巴结未触及肿大。肛门指诊可触及前列腺增大，能触及边界，表面光滑，质韧，中央沟消失，肛门括约肌无松弛，指套退出无染血。

【辅助检查】

实验室检查：血常规、便常规、肝肾功能、电解质、凝血功能、肿瘤标志物等无明显异常；尿常规：尿潜血1+，尿白细胞3+；HCV RNA：未检测到；前列腺特异性抗原检测：总PSA 2.30 ng/mL，游离PSA 0.46 ng/mL，PSA比率0.20。

影像学检查：泌尿系超声示前列腺大小53 mm × 46 mm × 47 mm，部分向膀胱内突出，内回声不均，可见强回声；膀胱内可见多发强回声团，较大者26 mm × 14 mm。泌尿系CT平扫（图12-1）：两侧肾盂、输尿管无扩张，膀胱充盈可，可见高密度结石影；前列腺肥大，向上压迫膀胱底；盆腔未见积液征象。

尿动力学检查：①充盈期膀胱感觉过敏，顺应性降低，稳定性差，灌注过程中逼尿肌出现无抑制性收缩；②膀胱测压容积189 mL，膀胱容量减小；③排尿期逼尿肌反射存在，逼尿肌收缩力增强，最大逼尿肌压力为149 cmH$_2$O，最大尿流率为7 mL/s；④LinPURR Grade线性被动尿道阻力关系等级Ⅵ级，提示存在膀胱出口梗阻；⑤残余尿132 mL。提示：逼尿肌功能不稳定；膀胱出口梗阻。

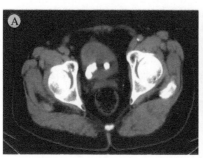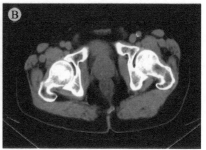

A. 膀胱内可见多发结石；B. 可见前列腺增生，大小为 53 mm×46 mm×47 mm。

图 12-1　泌尿系 CT 平扫

【诊断】

膀胱多发结石，前列腺增生，泌尿系感染，高血压 3 级（高危），慢性丙型肝炎。

【治疗经过】

患者入院后完善各项检查，IPSS 评分 23 分，有手术指征，排除手术禁忌，于全麻下行经尿道膀胱结石气压弹道碎石术＋经尿道前列腺电切术，手术过程顺利，术后对症预防感染等治疗，患者术后恢复良好，无排尿困难、尿失禁等不适。术后行结石成分分析为一水草酸钙、二水草酸钙及磷酸镁铵结石。

手术记录：麻醉成功，取截石位，常规消毒铺单，置入膀胱镜，观察膀胱，内可见 4 枚黄褐色结石，较大者约为 4 cm×3 cm，较小约为 2 cm×2 cm，在持续膀胱灌流下开始手术操作，给予气压弹道碎石，将结石碎成细小颗粒。撤观察镜，冲洗膀胱，冲出膀胱内碎石。电视直视下经尿道顺利置入 F26 膀胱电切镜，观察：前列腺两侧叶增大明显，向膀胱内突出，膀胱内壁有小梁，未见结石及肿物，双侧输尿管口未见异常。在持续膀胱灌流下开始手术操作。以精阜为标志，切除增生前列腺至前列腺包膜，顺序切除中叶、左侧叶、右侧叶，将前列腺腺体完整切除。检查前列腺尿道部呈圆桶状，

笔记

尿道外括约肌无损伤。撤观察镜，冲洗膀胱，冲出膀胱内切除之前列腺组织送病理。再次置镜充分止血。观察膀胱内无残余前列腺组织，双侧输尿管口无损伤，术区无出血。置入 22 号三腔导尿管，水囊注水 50 mL，接膀胱冲洗。术毕，无明显出血。

【随访】

术后随访 2 年，患者排尿通畅，未再出现膀胱结石复发。

病例分析

1. 病例特点

（1）患者为老年男性，慢性病程。

（2）临床表现：患者半年余前发生进行性排尿困难，伴尿频、尿急等症状，夜尿增多，5 ~ 6 次 / 夜，偶有尿痛，无血尿、发热，行保守治疗后好转，后体检发现前列腺增生及膀胱结石，2 天前至我院门诊就诊，泌尿系彩超提示膀胱多发结石、前列腺增生伴钙化、右肾多发囊肿。

（3）既往史：高血压 30 年，丙型肝炎 10 年。

（4）体格检查：直肠指检可触及前列腺增大，能触及边界，表面光滑，质韧，中央沟消失，肛门括约肌无松弛，指套退出无染血。

（5）辅助检查：泌尿系超声示前列腺大小 53 mm × 46 mm × 47 mm，部分向膀胱内突出，内回声不均，可见强回声；膀胱内可见多发强回声团，较大者 26 mm × 14 mm。泌尿系 CT 平扫：两侧肾盂、输尿管无扩张，膀胱充盈可，可见高密度结石影；前列腺肥大，向上压迫膀胱底；盆腔未见积液征象。尿动力学检查：①充盈期膀胱感觉过敏，顺应性降低，稳定性差，灌注过程中逼尿肌出现无抑制性收缩；②膀胱测压容积 189 mL，膀胱容量减小；③排尿期逼尿肌反射存在，逼尿肌收缩力增强，最大逼尿肌压力为 149 cmH$_2$O，最大尿流率为 7 mL/s；④ LinPURR Grade 线性被动尿道阻力关系等级Ⅵ级，提示存在膀胱出口梗阻；⑤残余尿 132 mL。提示：逼尿肌功能不稳定；膀胱出口梗阻。

2. 诊疗思路分析

（1）患者主因"进行性排尿困难伴尿频、尿急半年余"入院，结合相关检查膀胱内多发结石、前列腺增生诊断明确，考虑膀胱结石应为继发性结石，为防止结石复发，应解决由前列腺增生引起的下尿路梗阻，手术方式为经尿道膀胱结石气压弹道碎石术＋经尿道前列腺电切术。

（2）鉴别诊断：患者膀胱内多发结石诊断明确，是继发于前列腺增生导致的下尿路梗阻，前列腺癌、膀胱颈硬化症、神经源性膀胱均可引起排尿不畅，需与之鉴别。①前列腺癌：为恶性病变，也可有尿频、尿急、排尿困难、尿滴沥、尿潴留表现。该病 PSA 多增高，直肠指检前列腺质硬并有结节，前列腺穿刺活检可确诊。本患者 PSA 检查无异常，可除外此诊断。②膀胱颈硬化症：可出现排尿不畅等症状，此病多发于青壮年，膀胱镜检查可见膀胱颈后唇抬高、僵硬。本患者为老年男性，B 超、CT 等提示前列腺增生，暂不考虑该诊断。③神经源性膀胱：多继发于神经系统病变，查体可见肛门括约肌松弛、会阴及下肢感觉异常等表现，尿动力检查可见膀胱逼尿肌功能降低。本患者已完善尿动力学检查，提示最大逼尿肌压力为 149 cmH$_2$O，除外该诊断。

（3）通过手术解决了患者的膀胱结石及排尿困难症状，结石复发率应大大降低，术后应嘱其多饮水、勤排尿，如有不适及时就诊。

3. 多学科讨论

（1）患者膀胱结石、前列腺增生诊断明确，治疗原则以手术为主，手术方式为经尿道膀胱结石气压弹道碎石术＋经尿道前列腺电切术，术中熟悉解剖，轻柔操作。严格止血，合血备用。严格无菌操作，围手术期预防性使用抗生素。缩短手术时间，减少手术打击，术后心电监护、吸氧、严密监测生命体征、发现意外及时处理。

（2）患者为慢性丙型肝炎患者，术前检查肝功能正常，丙肝病毒未检测到。术后应加强肝功能监测。

刘庆军教授病例点评

膀胱结石占泌尿系统结石的 5% 左右，临床上膀胱结石并不少见。膀胱结石是前列腺增生的并发症之一，因前列腺增生致下尿路梗阻继发的膀胱结石发生率可见 10% 以上。前列腺增生合并膀胱结石的治疗方式因结石大小并不一样，对于较小的膀胱结石（直径＜ 3 cm）一般能取得很好的疗效；而对于合并膀胱较大结石的良性前列腺增生，如果同时处理膀胱结石及前列腺增生，因手术时间过长其手术风险也将大大增加。以往的认知中，前列腺增生合并膀胱结石（直径＞ 3 cm）是开放手术的适应证。目前随着技术及设备的改进，经自然腔道治疗已经成为最受欢迎的手术方式。在处理合并膀胱结石的前列腺增生时，一般优先处理结石，然后再行前列腺手术，防止前列腺手术出血影响手术视野。本患者为老年男性，进行性排尿困难多年，此次因超声发现膀胱内多发结石入院治疗。患者排尿困难系前列腺增生导致，而膀胱内多发结石因长期慢性尿潴留、排尿困难所致，为继发性结石形成。

通常这种结石容易合并泌尿系感染症状，伴有尿频、尿急、尿痛，甚至出现排尿中断等，患者尿常规提示存在尿路感染。处理这种结石仅仅碎石是不行的，还需要帮助患者解除下尿路梗阻，防止膀胱结石复发。本患者膀胱结石最大直径＜3 cm，因此手术选择了膀胱结石气压弹道碎石术＋前列腺电切术，术后患者排尿通畅，大大降低了膀胱结石的复发率，术后随访2年，患者排尿通畅，亦无膀胱结石的复发。结石分析提示成分为一水草酸钙、二水草酸钙及少量磷酸镁铵，有感染因素参与结石形成。

【参考文献】

[1] KANG J. Bladder stone secondary to prostatic urethral lift（PUL）for benign prostatic hyperplasia（BPH）. Urol Case Rep，2021，39：101777.

[2] ZHU D，GAO J，DOU X，et al. Incidence and risk factors of post-operative depression in patients undergoing transurethral resection of prostate for benign prostatic hyperplasia. Int J Gen Med，2021，14：7961-7969.

[3] 程伟，张刘勇，何建光，等. 钬激光碎石术联合经尿道等离子电切术治疗前列腺增生症合并膀胱大结石的效果. 临床医学研究与实践，2022，7（3）：66-69.

[4] 刘政道，易宏刚，佘辉，等. 泌尿系结石病因研究进展. 现代医药卫生，2018，34（18）：2839-2842.

（李旭瑜　整理）

病例 13 膀胱子宫瘘合并 HBV 感染

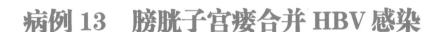

病历摘要

【基本信息】

患者女性，33 岁，主因"月经时伴有血尿 4 年"门诊入院。

现病史：患者于 4 年前剖宫产术后出现月经时伴有血尿，偶可见小凝血块，月经过后血尿症状消失，无发热、寒战，无腹痛、腹胀，无明显尿频、尿急、尿痛，无恶心、呕吐等不适，于当地医院检查未查明原因。今年于外院行膀胱镜检查，考虑膀胱子宫瘘，遂来我院就诊，门诊以"膀胱子宫瘘"收入院。自发病以来，患者精神、饮食、睡眠可，大便无异常，小便如上，体重近期无改变。

既往史：否认高血压、冠心病、糖尿病病史，慢性乙型肝炎 3 年余，规律口服恩替卡韦分散片 0.5 mg 每日一次。否认其他传染病病史，否认食物、药物过敏史，分别于 6 年前、4 年前行剖宫产两次，否认外伤史。

个人史：生于原籍并久居，无地方病疫区居住史，无传染病疫区生活史。否认吸烟史，否认饮酒史。已婚，育有一女。

【体格检查】

体温 36.5 ℃，脉搏 80 次 / 分，呼吸 18 次 / 分，血压 120/80 mmHg，双肾区无红肿，无隆起，双肾未触及，双肾区压痛（−）、叩击痛（−），未闻及血管杂音，未触及肿物。双侧输尿管走行区压痛（−），膀胱区无隆起，无压痛。外生殖器无畸形，尿道外口无狭窄。

【辅助检查】

实验室检查：血常规、便常规、肝肾功能、电解质、凝血功能、肿瘤标志物等无明显异常；尿常规：尿潜血 1+，尿白细胞 2+；HBV DNA 未检测到。

影像学检查：泌尿系增强 CT 示左侧肾盂、输尿管重复畸形，膀胱前壁局部增厚，可见少量积气。静脉肾盂造影提示左侧肾盂、输尿管完全重复畸形。

膀胱镜检查（外院）：膀胱顶底交界位置可见 1 cm 左右裂隙。

我院膀胱镜检查见图 13-1。

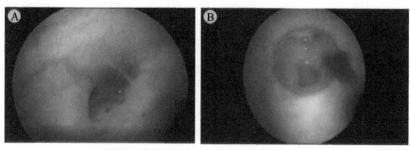

A. 膀胱镜下膀胱子宫瘘口；B. 子宫内球囊突入膀胱。

图 13-1 我院膀胱镜检查

【诊断】

膀胱子宫瘘，左侧肾盂、输尿管重复畸形，泌尿系感染，慢性乙型病毒性肝炎，剖宫产术后。

【治疗经过】

患者入院后积极完善相关检查，无明确手术禁忌证，先行膀胱镜检查＋阴道窥器检查＋双侧输尿管支架置入术，进一步明确膀胱子宫瘘诊断后，在全麻下行膀胱子宫瘘修补术，手术过程顺利，术后给予对症止血、止痛、抗感染治疗，患者恢复良好。术后首次月经来潮时，尿色恢复正常，术后 1 个月进行膀胱镜复查，见膀胱缝合处完全愈合。

手术经过（膀胱镜检查＋阴道窥器检查＋双侧输尿管支架置入术）：患者取截石位，常规消毒铺巾后，置入膀胱镜顺利，顺序观察膀胱，未见明显肿物、结石，可见双侧输尿管开口正常，可见正常喷尿，于膀胱顶底交界处可见 1 cm 左右裂隙，无明显出血，暂退出膀胱镜。妇科医生在阴道窥器下于子宫内置入冲洗管，打起水囊，膀胱镜下可见子宫内水囊从膀胱顶底裂隙处膨出，从冲洗管打入亚甲基蓝溶液，可见从膀胱裂隙处溢出，考虑膀胱子宫瘘诊断明确，为防止手术时损伤双侧输尿管，行双侧输尿管支架置入术。左侧为重复肾盂、输尿管畸形，输尿管镜下可见左侧输尿管双通道，直视下分别置入输尿管支架。

扫码观看手术视频

手术记录（膀胱子宫瘘修补术）：取下腹部正中纵行切口约 10 cm，切开皮肤皮下组织，电凝止血，切开腹白线处，钝性分离腹直肌及锥状肌，显露膀胱壁，用两个组织钳钳夹膀胱顶部并提起，于两钳中间打开膀胱，将切口扩大，观察膀胱内可见双侧输尿管支架，顶底处可见瘘口约 1 cm，与输尿管口距离较远。充分暴露瘘口处，沿瘘口边缘环形切除瘘道，达到子宫处，查看子宫膀胱粘连明显，分离困难，遂进一步打开腹膜，于腹腔内游离子宫及膀胱粘连，直到瘘道处，游离瘘道周围，切除组织送病理，查无出血，用 2-0 可吸收线间断缝合子宫瘘道处，将瘘道关闭，并牵拉腹膜组织填塞到瘘道处缝合固定，将子宫膀胱分隔，用 2-0 可吸收线连续缝合膀胱瘘道，查看创面与子宫缝合创面无明显相接，其间腹膜组织填充，温盐水冲洗腹腔，查看无明显出血，用 3-0 可吸收线关闭腹膜，观察膀胱内无明显出血，瘘道处缝合良好，输尿管无损伤，拆除标记线，拔除双侧支架管，留置三腔导尿管后，连续全层缝合膀胱前壁，浆

笔记

肌层缝合加固，膀胱注水后无明显漏水，耻骨后留置引流管一根，逐层关闭腹部切口，术毕。

【随访】

术后随访4年，患者月经时无血尿症状，完全恢复正常。

病例分析

1.病例特点

（1）患者为青年女性，慢性病程。

（2）临床表现：患者于4年前剖宫产术后出现月经时伴有血尿，偶可见小凝血块，月经过后血尿症状消失，于当地医院检查未查明原因。今年于外院行膀胱镜检查，考虑膀胱子宫瘘。

（3）既往史：慢性乙型肝炎3年余，剖宫产术后4年。

（4）体格检查：未查及明显异常。

（5）辅助检查：泌尿系增强CT示左侧肾盂、输尿管重复畸形，膀胱前壁局部增厚，可见少量积气。静脉肾盂造影提示左侧肾盂、输尿管完全重复畸形。膀胱镜检查（外院）示膀胱顶底交界位置有1 cm左右裂隙。

2.诊疗思路分析

（1）患者主因月经时伴有血尿4年入院，既往有2次剖宫产手术病史，外院行膀胱镜检查见膀胱顶底交界位置可见1 cm左右裂隙，考虑膀胱子宫瘘来我院。为进一步明确诊断，需证实膀胱瘘口与子宫腔相通。明确膀胱子宫瘘诊断后，治疗原则以手术治疗为主，手术方式为膀胱子宫瘘修补术。手术需由泌尿外科、妇科共同完成，术中为防止损伤双侧输尿管，先行双侧输尿管支架置入术，患者左侧肾盂、输尿管重复畸形，需在输尿管镜直视下放置左侧输尿管支架 2 根。

（2）鉴别诊断：膀胱阴道瘘是一种最常见的泌尿生殖瘘，多继发于良性病因，如妇科手术的医源性损伤，尤其是全子宫切除术。典型症状包括阴道流尿、持续性尿失禁，部分患者还可出现感染、月经改变等。本患者因月经期血尿就诊，无阴道流尿、尿失禁主诉，可明确膀胱瘘，但是并不能完全除外膀胱阴道瘘可能，可在阴道窥器下进行阴道检查或阴道镜检查以明确有无阴道瘘口，从而加以鉴别。

（3）患者行膀胱子宫瘘修补术后，当术后首次月经来潮时，嘱其注意观察尿色变化，拔除尿管后观察患者排尿症状变化。

3. 多学科讨论

（1）泌尿外科：本患者考虑诊断膀胱子宫瘘，先行膀胱镜检查及妇科检查进一步明确诊断，膀胱子宫瘘治疗原则以手术治疗为主，手术方式为膀胱子宫瘘修补术，术中熟悉解剖，轻柔操作，仔细探查，严格止血。严格无菌操作，围手术期预防性使用抗生素。缩短手术时间，减少手术打击，术后心电监护、吸氧、严密监测生命体征，发现意外及时处理。

（2）妇科：为明确诊断，可以行宫腔镜检查，或者阴道窥器下往子宫内置入导管，撑起水囊，观察水囊有无从膀胱瘘口处膨出，可从导管内注入亚甲基蓝溶液，观察有无亚甲基蓝溶液流入膀胱内。进行膀胱修补术时，我科医生可协助泌尿外科医生共同完成手术。

（3）肝病科：患者既往慢性乙型肝炎 3 年，规律治疗，乙肝病毒载量未检测到。术前肝功能正常，术后注意观察肝功能变化。

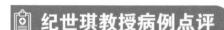

纪世琪教授病例点评

　　膀胱子宫瘘是女性泌尿生殖道瘘中极少见的疾病类型，占泌尿生殖道瘘的 2% ～ 9%。膀胱子宫瘘的常见病因有手术损伤、产科损伤、放射性损伤、晚期恶性肿瘤侵犯等，也有由子宫内膜异位、节育器长期压迫及胎盘植入等引起的病例。主要表现为间断肉眼血尿、阴道溢液等，这些症状的出现会严重影响患者的工作及社交活动，有的甚至丧失劳动能力，影响夫妻关系，给患者带来极大的精神痛苦，甚至造成心理负担。所以早期诊断，制定出符合患者切身利益方案是必要的。目前治疗膀胱子宫瘘的主要手术方法包括经阴道修补术、经膀胱腹膜后修补术和经腹修补术，也有研究者考虑实施腹腔镜和机器人辅助手术，也可以选择在膀胱和子宫之间填充组织（网膜移植）进行修补。对于初期诊断膀胱子宫瘘，但是后期不存在尿液外渗至子宫且瘘口比较小、有可能自行愈合的膀胱子宫瘘，可进行临床观察，避免膀胱内压力过高，有瘘道自行关闭可能，但是成功率仅有不到 5%，一旦确定有尿液从子宫流出，手术是唯一选择。本病例患者临床表现为月经时血尿 4 年，病程较长，对患者身体及心理造成了极大的压力，需通过手术尽早治疗。行膀胱子宫瘘修补术后，患者血尿症状完全消失，术后随访患者恢复良好，帮助患者恢复了健康。

【参考文献】

[1] ABDEL-KARIM A, ELMISSIRY M, MOUSSA A, et al. Laparoscopic repair of female genitourinary fistulae: 10-year single-center experience. Int Urogynecol J, 2020, 31（7）: 1357-1362.

笔记

[2] TALLA P，EKOTOMATI M，BRUNISHOLZ Y，et al. Consider the risk of vesicouterine fistula in the event of intermittent fluid vaginal discharge after a cesarean section. Front Surg，2017，4：58.

[3] 章杰城，曾彦恺，邢金春. 膀胱子宫瘘的临床分型及诊治研究. 国际泌尿系统杂志，2019，39（5）：941-943.

[4] SYMEONIDIS E N，SDRALIS E，SYMEONIDIS A，et al. Vesicouterine fistula（VUF）as a rare urogenital complication managed with delayed surgical repair：a case report and review of the literature. Case Rep Obstet Gynecol，2018，2018：2394896.

[5] 曹明欣，张俊隆，梁卫洁，等. 经阴道修补膀胱子宫瘘三例经验总结. 中华泌尿外科杂志，2020，41（11）：865-866.

（李旭瑜　整理）

病例 14   医源性膀胱异物伴 HIV 感染

病历摘要

【基本信息】

患者女性，49 岁，主因"发现膀胱内异物（妇科手术补片）3 月余"门诊入院。

现病史：患者 3 月余前因膀胱结石于外院行经尿道膀胱结石激光碎石术，碎石结束后发现膀胱内异物，考虑是既往妇科手术补片侵入膀胱，当时未予以治疗。1 个月前就诊于我院门诊，泌尿系增强 CT 提示子宫切除术后，子宫颈高密度条形影，突至膀胱内，排泄期膀胱对比剂未见漏出征象。患者无发热、疼痛，无尿频、尿急、尿痛、血尿等不适，现为进一步诊治，门诊以"膀胱内异物"收入院。自发病以来，患者精神、饮食、睡眠可，大小便无明显异常，体重近期无改变。

既往史：甲状腺功能减退 4 年余，长期口服左甲状腺素钠片 100 μg 每日一次。否认高血压、糖尿病、冠心病病史，HIV 感染 8 年，规律口服拉米夫定片 300 mg 每日一次、富马酸替诺福韦二吡呋酯片 300 mg 每日一次、依非韦伦片 200 mg 每日一次。青霉素过敏，否认食物过敏史，1 年前因重度子宫脱垂、子宫肌瘤行子宫切除术。剖宫产术后 10 年。否认外伤史。

个人史：生于原籍并久居，无地方病疫区居住史，无传染病疫区生活史。否认吸烟史，否认饮酒史。已婚，已育。

【体格检查】

体温 36.5 ℃，脉搏 80 次 / 分，呼吸 18 次 / 分，血压 120/80 mmHg，双肾区无红肿，无隆起，双肾未触及，双肾区压痛（－）、叩击痛（－），未闻及血管杂音，未触及肿物。双侧输尿管走行区压痛（－），膀胱区无隆起，无压痛。外生殖器无异常。

【辅助检查】

实验室检查：血常规、便常规、肝肾功能、电解质、凝血功能、肿瘤标志物、甲状腺系列等无明显异常；尿常规：尿潜血 1+，尿白细胞 1+；辅助性 T 细胞亚群：淋巴细胞 1580 个 /μL，T 淋巴细胞 1042 个 /μL，CD8$^+$T 淋巴细胞 356 个 /μL，CD4$^+$T 淋巴细胞 687 个 /μL，CD4$^+$T 淋巴细胞 /CD8$^+$T 淋巴细胞 1.93；HIV 病毒载量未检测到。

影像学检查：泌尿系 CT 平扫＋增强（图 14-1）示子宫切除术后，子宫颈高密度条形影，突至膀胱内，排泄期膀胱对比剂未见漏出征象。

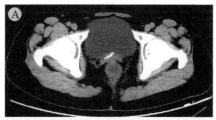
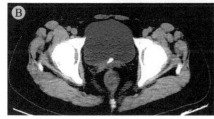
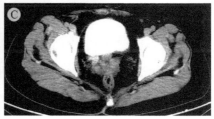

A.子宫颈残端可见高密度影；B.膀胱腔内可见高密度影；C.排泄期未见造影剂外溢。

图 14-1　泌尿系 CT 平扫＋增强

【诊断】

膀胱内异物（妇科手术补片），泌尿系感染，HIV 感染，甲状腺功能低下，子宫切除术后，剖宫产术后。

【治疗经过】

患者入院后积极完善相关检查，无明确手术禁忌证，在全麻下行膀胱异物取出术＋膀胱阴道瘘修补术，手术顺利，术后予以补液、止血、止痛、抗感染等对症治疗，患者恢复良好。术后复查泌尿系 CT 提示膀胱异物取出术后，引流管置入术后，导尿术后，盆腔少量积液。

手术经过：麻醉满意后，患者取截石位，置入膀胱镜，可于双侧输尿管口中间见白色补片材料，不可移动，双侧输尿管口清晰，可见喷尿，尿色正常，膀胱轻度变形，自双侧输尿管口置入 Fr 6 输尿管支架管，撤回膀胱镜。取平卧位，常规消毒铺巾，取下腹正中 10 cm 纵行切口，逐层切开皮肤、皮下组织及腹直肌前鞘，于腹直肌中央纵行钝性分开腹直肌，暴露膀胱外脂肪。切开膀胱前壁，可见双侧输尿管导管，双侧管口中央可见白色补片材料，切除膀胱内补片及周围 2 cm 膀胱后壁全层组织，暴露阴道前壁残端，妇科主刀医生上台，于阴道内用 2-0 可吸收线闭合阴道残端。泌尿外科主刀医生用 2-0 可吸收线连续缝合膀胱后壁全层，查膀胱内无活动性出血，用 2-0 可吸收线连续缝合膀胱前壁。妇科主刀医生于腹腔内探查其余补片位置，纵行切开腹膜，推开腹腔内肠管，暴露后腹膜，可触及左侧骶前筋膜内条索状残余补片，切开后腹膜浅层，仔细游离切除残余补片，用 2-0 可吸收线关闭后腹膜。仔细检查腹腔、盆腔无活动性出血，腹腔及耻骨后分别放置硅胶引流管，清点器械、纱布无误后，逐层缝合伤口。膀胱镜下拔除双侧输尿管支架管，置入三腔导尿管，接膀胱冲洗，见尿色清亮。术毕安返病房。

【随访】

目前2年余，患者恢复良好，伤口痊愈。复查CT提示补片影完全消失，排尿通畅，无下腹不适、泌尿系感染及阴道漏尿等问题。

病例分析

1. 病例特点

（1）患者为中年女性，慢性病程。

（2）临床表现：患者3月余前因膀胱结石于外院行经尿道膀胱结石激光碎石术，碎石结束后发现膀胱内异物，考虑是既往妇科手术补片侵入膀胱，当时未予治疗。1个月前就诊于我院门诊，泌尿系增强CT提示子宫切除术后，子宫颈高密度条形影，突至膀胱内，排泄期膀胱对比剂未见漏出征象。

（3）既往史：甲状腺功能减退4年余，HIV感染8年，青霉素过敏，1年前因重度子宫脱垂、子宫肌瘤行子宫切除术，剖宫产术后10年。

（4）体格检查：未查及明显异常。

（5）辅助检查：泌尿系CT平扫＋增强提示子宫切除术后，子宫颈高密度条形影，突至膀胱内，排泄期膀胱对比剂未见漏出征象。

2. 诊疗思路分析

（1）患者医源性膀胱内异物诊断明确，异物从阴道残端侵入膀胱腔内，需开放取出异物，手术方式为膀胱异物取出术＋膀胱阴道瘘修补术，且为了防止手术过程中损伤到双侧输尿管，先行双侧输尿管支架管置入，手术结束如无输尿管损伤再行拔除，手术需由泌尿外科及妇科医生共同完成。

（2）鉴别诊断：该病例诊断为医源性膀胱异物，且需切开膀胱取出异物，需与可直接膀胱镜下取出异物相鉴别。大多数膀胱内异物经尿道外口进入，或者部分医源性膀胱异物在膀胱镜下即可取出，无须进行开放手术。最好的办法是进行膀胱镜检查，膀胱镜检查能明确异物的大小、形状、性质、位置和活动度。

（3）术后及时复查 CT，明确有无异物残留。

3. 多学科讨论

（1）患者医源性膀胱异物诊断明确，考虑无法在膀胱镜下取出，需开放手术，手术方式为膀胱异物取出术＋膀胱阴道瘘修补术，术中熟悉解剖，轻柔操作，仔细探查，严格止血。严格无菌操作，围手术期预防性使用抗生素。缩短手术时间，减少手术打击，术后心电监护、吸氧、严密监测生命体征，发现意外及时处理。

（2）患者既往 HIV 感染病史多年，且已规律治疗，CD8$^+$T 淋巴细胞 356 个 /μL，CD4$^+$T 淋巴细胞 687 个 /μL，CD4$^+$T 淋巴细胞 /CD8$^+$T 淋巴细胞 1.93；HIV 病毒载量未检测到。无明确手术禁忌证。术后应用抗生素，注意感染风险。

（3）患者甲状腺功能低下多年，规律治疗，术前甲状腺功能正常，术后需监测甲状腺功能变化，有变化及时调整用药。

刘庆军教授病例点评

引起膀胱异物的原因分为医源性和非医源性，综合来看异物进入膀胱主要有以下几种途径：①非医源性：此种途径为经尿道外口进入膀胱，常因好奇、手淫、排尿困难、精神失常等造成。②医源性：因膀胱、前列腺或者盆腔手术将纱布、器械等异物遗留膀胱内。医源性膀胱异物较少见，若这类异物未能及时发现和处理，在膀胱腔内存留时间过长，容易引起膀胱结石和泌尿系感染，并引起医疗纠纷。早期诊断、及时处理是关键。对于患者应该仔细询问病史，可通过超声、X线、CT等检查明确诊断，特别是有盆腔手术史的患者，如果出现反复的泌尿系感染、结石或尿路梗阻，更应注意有无膀胱异物的存在。只要怀疑膀胱异物均应行膀胱镜检查，膀胱镜检查是最为有效的确诊手段，且对于大部分的膀胱异物来说，膀胱镜下取异物为首选治疗方式。如果异物较大或者膀胱镜下取出失败的，则需要开放取出异物。本例患者为妇科手术补片侵入膀胱形成膀胱内异物，较为少见，因并发膀胱结石，在碎石过程中发现，手术过程中完整取出异物将造成膀胱阴道瘘，因此需要泌尿外科、妇科医生联合处理。从术后随访结果来看，治疗达到了满意的效果。

【参考文献】

[1] CHAABOUNI A，SAMET A，FOURATI M，et al. A bladder stone surrounding a foreign body：a rare case. Urol Case Rep，2021，40：101943.

[2] OKOBI O E，IMOBIGHE I C，NNAJI C G，et al. Foreign body in the urinary bladder：another outpatient presentation. Cureus，2022，14（7）：e27064.

[3] 杨奕，顾家为. 膀胱及尿道异物的临床特点及治疗策略. 中国医药指南，2020，18（16）：80-81.

（李旭瑜　整理）

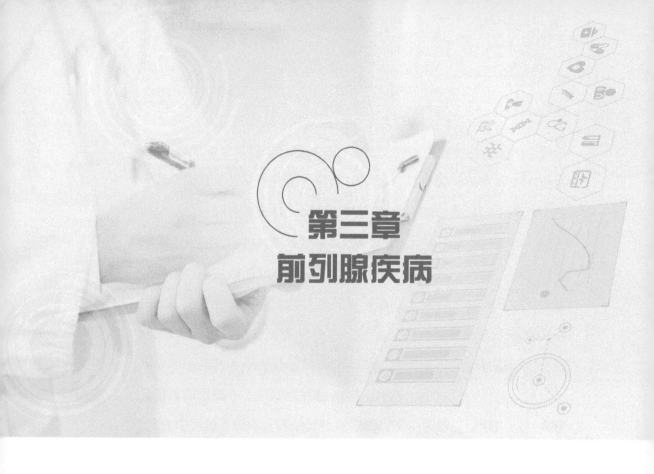

第三章
前列腺疾病

病例 15　局部晚期前列腺癌合并 HIV 感染

病历摘要

【基本信息】

患者男性，64 岁，主因"体检发现 PSA 升高 6 月余，发现前列腺癌 2 周"门诊入院。

现病史：患者 6 月余前体检时发现 PSA 升高，总 PSA 12.186 ng/mL，偶感尿频，夜尿增多，无血尿，无尿急、尿痛等症

笔记

状，后至当地医院就诊行前列腺 MRI 检查，提示：前列腺周围带异常信号，考虑为前列腺癌，C 期，前列腺增生。2019 年 3 月 12 日至外院就诊，行 PET/CT 检查提示：前列腺外周带左侧葡萄糖代谢增高灶，未见异常密度改变，考虑前列腺癌可能性大，建议组织学检查。后至我院行进一步检查，于 2019 年 3 月 28 日在腰麻下行前列腺穿刺活检，术后病理回报为前列腺癌，今为求手术治疗入院。患者自发病以来，一般情况可，饮食、睡眠、大便无异常，体重及体力无明显变化。

既往史：有 HIV 感染病史 2 年余，规律治疗，现 HIV 病毒载量转阴。否认高血压、冠心病、糖尿病病史，否认肝炎、结核等其他传染病病史，有拉氧头孢钠药物过敏史。否认外伤史。

个人史：无地方病疫区居住史，无传染病疫区生活史，无冶游史，否认吸烟史，否认饮酒史。

【体格检查】

双肾区无红肿，无隆起，双肾未触及，双肾区无叩击痛，双侧未闻及血管杂音。双侧输尿管走行区无压痛，未触及肿物。膀胱区无隆起，无压痛。外阴成人型，未见异常分泌物。双侧腹股沟淋巴结未触及肿大，双侧锁骨上淋巴结未触及肿大。直肠指检可触及前列腺增大，能触及边界，表面光滑，质韧，中央沟变浅，肛门括约肌无松弛，指套退出无染血。

【辅助检查】

实验室检查：血常规、尿常规、便常规、肝肾功能、电解质、凝血功能、生殖六项等无明显异常；前列腺特异性抗原：游离 PSA 0.986 ng/mL，总 PSA 8.982 ng/mL，PSA 比率 0.11。辅助性 T 细胞亚群：淋巴细胞 1285 个 /μL，T 淋巴细胞 903 个 /μL，

CD8$^+$T 淋巴细胞 306 个 /μL，CD4$^+$T 淋巴细胞 583 个 /μL，CD4$^+$T 淋巴细胞 / CD8$^+$T 淋巴细胞 1.91；HIV 病毒载量未检测到。

影像学检查：前列腺增强 MRI（图 15-1）示左侧外周叶可见局限性 T$_2$WI 高信号，增强扫描后，边缘可见斑点状强化。

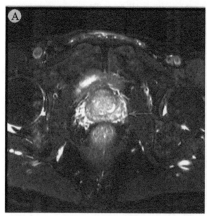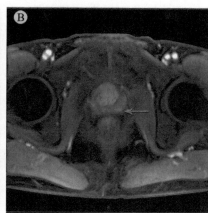

A. 外周带可见 T$_2$WI 高信号；B. 增强后可见强化。

图 15-1　前列腺增强 MRI

病理学检查：前列腺穿刺病理（图 15-2）示前列腺腺癌。Gleason 评分为 3+4=7 分，考虑高危前列腺癌。（前列腺组织左上 1）前列腺腺癌（Gleason 评分：3+4=7 分，Ⅱ组，肿瘤占全长 20%）。免疫组化结果：34β E12（－），P504S（＋），P63（－）。（前列腺组织左中 1）前列腺腺癌（Gleason 评分：4+3=7 分，Ⅳ组，肿瘤占全长 50%）。免疫组化结果：34β E12（－），P504S（＋），P63（－）。（前列腺组织左下 2）前列腺腺癌（Gleason 评分：3+4=7 分，Ⅱ组，肿瘤占全长 10%）。免疫组化结果：34β E12（－），P504S（＋），P63（－）。

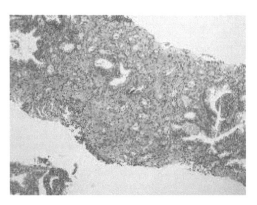

图 15-2 前列腺穿刺病理（HE 染色，×40）

【诊断】

前列腺腺癌，PSA 增高，前列腺穿刺活检术后，前列腺增生，双肾多发囊肿，左肺结节，肝囊肿，HIV 感染。

【治疗经过】

患者入院后积极完善检查，前列腺腺癌诊断明确，排除手术禁忌后于全麻下行腹腔镜下前列腺癌根治术，腹腔镜下可见前列腺腹侧，向两侧分离可见盆筋膜，先处理右侧，于距前列腺 2～3 mm 处切开盆筋膜，将肛提肌向盆侧推开，暴露前列腺尖，同样方法处理左侧。超声刀切断前列腺悬韧带，应用倒刺线缝合阴茎背深静脉复合体并结扎，找到膀胱颈，紧贴前列腺逐渐切断膀胱颈前壁及后壁，使前列腺与膀胱完全分离，提起前列腺，找到输精管并分离至精囊，切断输精管，将精囊完全分离，暴露狄氏筋膜，同样方法处理右侧精囊，剪开狄氏筋膜前层，分离狄氏间隙至前列腺尖，使前列腺后侧面与直肠分离，进入前列腺直肠间隙，完全分离尿道后退出尿管，切断尿道，完整将前列腺切除，将标本取出后术区创面彻底止血，以滑线全层缝合膀胱颈与尿道内口后壁处，更换尿管沿尿道置入膀胱内，缝合膀胱颈及尿道前壁，并下拉缝合部分膀胱周围脂肪以减小吻合口张力，尿管水囊内置入 30 mL 盐水，适当加压牵引，可见膀胱颈口处大小适中，进一步向膀胱内注入生理盐水，可见膀胱充盈良好，吻合口处无明显较大渗漏，放出盐水，将膀胱内血块冲洗干净，进一步查看无明显出血点，予以止血材料置于创面及吻合口处，留置引流管 2 根，分别由两侧腹直肌外缘处穿刺口引出并缝合固定，缝合伤口。术后给予对症止血、预防感染、止痛等治疗，术后伤口换药时可见两侧引流管内引流液呈血性，每日逐渐减少，先行拔除引流液较少的左侧引流管，右侧引流管内连续 3 天未见引流物引出，行膀胱造影未见造影剂外渗，拔除右侧引流管。伤口逐渐恢复，拆除缝线，导尿管通畅，带尿管予以出院。出院后 2 周拔除尿管。根治术后病理为前列腺腺癌（图 15-3），与术前穿刺病理一致，考虑临床分期：$cT_{3a}N_0M_0$。（前列腺及双侧精囊）前列腺腺癌（Gleason 评分：4+3=7 分，Ⅳ组）。免疫组化结果：34β E12（+），Ki-67（5%+），P504S（+），P63（−），PSA（+），CDX2（+），GPC-3（−）。

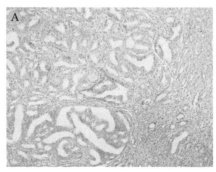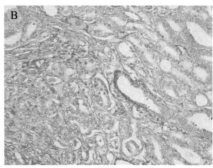

A. HE 染色，×100；B. HE 染色，×200。

图 15-3　前列腺根治术后病理

【随访】

患者术后于外院行辅助性外放射治疗，每 4 周门诊复查一次前

列腺特异性抗原、肝肾功能、性激素水平、骨扫描、胸部及泌尿系
CT 等，同时联合亮丙瑞林每 4 周皮下注射 1 支、比卡鲁胺每日 1 粒
去势治疗，复查期间情况良好。

病例分析

1. 病例特点

（1）患者为老年男性，慢性起病，病程长。

（2）临床表现：患者 6 月余前体检时发现 PSA 升高，总 PSA
12.186 ng/mL，偶感尿频，夜尿增多，后至我院于 2019 年 3 月 28 日
在腰麻下行前列腺穿刺活检，术后病理回报为前列腺癌。

（3）既往史：有 HIV 感染病史 2 年余，规律治疗，现 HIV 病毒
载量转阴。

（4）体格检查：双肾区无红肿，无隆起，双肾未触及，双肾区
无叩击痛，双侧未闻及血管杂音。双侧输尿管走行区无压痛，未触
及肿物。膀胱区无隆起，无压痛。外阴成人型，未见异常分泌物。
双侧腹股沟淋巴结未触及肿大，双侧锁骨上淋巴结未触及肿大。直
肠指检可触及前列腺增大，能触及边界，表面光滑，质韧，中央沟
变浅，肛门括约肌无松弛，指套退出无染血。

（5）辅助检查：前列腺增强 MRI 提示左侧外周叶可见局限性
T_2WI 高信号，增强扫描后，边缘可见斑点状强化。穿刺病理提示前
列腺腺癌。

2. 诊疗思路分析

患者高龄，无特殊不适，实验室检查 PSA 增高，影像学检查提
示前列腺癌，穿刺病理提示前列腺腺癌（Gleason 评分：3+4=7 分）。

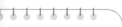
根据《前列腺癌诊疗规范（2018年版）》，建议患者行前列腺癌根治性手术治疗。根治性术后病理回报为前列腺腺癌（Gleason 评分：4+3=7 分），前列腺左叶环周切缘阳性，TNM 分期为 $pT_{3a}N_0M_0$，告知患者及其家属情况后，建议行外放射治疗＋亮丙瑞林、比卡鲁胺去势治疗。

3. 多学科讨论

（1）患者穿刺病理为前列腺腺癌，Gleason 评分为 3+4=7 分，后行腹腔镜下根治性前列腺切除术，术中熟悉解剖，防止职业暴露，严格止血，合血备用，此处手术易损伤直肠，术前需清洁肠道，行肠道准备，围手术期应用抗生素预防感染。术后需根据盆腔引流情况逐次拔除引流管，膀胱造影看有无造影剂外泄，据此判断尿道吻合是否愈合良好，是否需延长尿管携带时间。

（2）患者患有 HIV 感染，目前口服抗病毒药物规律治疗，需定期复查辅助性 T 细胞亚群及 HIV 病毒载量。无明确手术禁忌证。术后应用抗生素，注意感染风险。

📋 韩志兴教授病例点评

前列腺癌是男性泌尿系统常见肿瘤之一。早期前列腺癌通常没有症状，当肿瘤侵犯或阻塞尿道、膀胱颈时，则会发生类似下尿路梗阻或刺激症状，严重者可能出现急性尿潴留、血尿、尿失禁。骨转移时会引起骨骼疼痛、病理性骨折、贫血、脊髓压迫导致下肢瘫痪等。

前列腺癌的筛查主要由前列腺特异性抗原、超声、MRI、直肠指检等检查组成。可疑前列腺癌通常在直肠指检或血清前列腺特异性抗原检查后再决定是否进行前列腺活检。大多数患者是通过前列腺穿刺活检取得组织病理学诊断后确诊，只有少数患者是在前列腺增生相关手术后的组织病理中偶然发现。

本患者穿刺后病理提示为前列腺腺癌（Gleason 评分：3+4=7分），根据《前列腺癌诊疗规范（2018 年版）》，选择根治性前列腺癌切除术。术后病理回报为前列腺腺癌（Gleason 评分：4+3=7 分），前列腺左叶环周切缘阳性，TNM 分期为 $T_{3a}N_0M_0$，属于高危局限性前列腺癌。

对于根治性前列腺切除术后病理为 $T_{3a}N_0M_0$，特别是肿瘤切缘阳性或者局部晚期的患者，在排尿功能恢复后即刻对手术区域进行辅助放疗能显著提高患者的总生存时间、延长患者无生化复发和临床复发时间。前列腺癌的辅助内分泌治疗目的是治疗切缘残余病灶、残余的阳性淋巴结、微小转移病灶，提高长期存活率。基于局部晚期前列腺癌的发生发展特点，由于早期缺乏特异性症状，针对处于转移性激素敏感性前列腺癌（metastatic hormone-sensitive prostate cancer，mHSPC）阶段的患者进行有效治疗，延长其进入转移性去势抵抗性前列腺癌（metastatic castration resistant prostate cancer，mCRPC）阶段的时间有望带来更长的生存获益。雄激素去除主要通过去势（抑制睾酮分泌）及抗雄激素（阻断雄激素与受体结合）两种方式治疗，两者的联合应用可最大限度地阻断雄激素。去势治疗包括手术去势和药物去势。因手术去势可能增加患者心理负担，目前对大多数患者选择药物去势治疗。药物去势治疗一般使用黄体生成素释放激素类似物（LHRH-a），其是人工合成的黄体生成素释放激素，目前较多使用亮丙瑞林、戈舍瑞林、曲普瑞林、布舍瑞林和组氨瑞林等。抗雄激素治疗分为单一抗雄激素治疗（antiandrogen monotherapy，AAM）和最大限度雄激素阻断（maximal androgen blockade，MAB）治疗。合用非类固醇类抗雄激素药物的 MAB 治疗与单纯去势治疗相比可延长总生存期 3 ～ 6 个月，平均 5 年生存率提高 2.9%；而合用比卡鲁胺的 MAB 治疗相比于单独去势治疗可使死亡风险降低 20%，并可相应延长无进展生存期。

【参考文献】

[1] 胡珍国，乐官明，邱思煌．关于骨扫描和 MRI 诊断前列腺癌骨转移的临床价值探讨．现代医用影像学，2022，31（6）：1051-1053.

[2] 中华医学会泌尿外科学分会，中国前列腺癌联盟．转移性前列腺癌化疗中国专家共识（2019 版）．中华泌尿外科杂志，2019，40（10）：721-725.

[3] Maximum androgen blockade in advanced prostate cancer：an overview of the r-andomised trials. Prostate Cancer Trialists' Collaborative Group. Lancet，2000，355（9214）：1491-1498.

[4] SANDHU S，MOORE C M，CHIONG E，et al. Prostate cancer. Lancet，2021，398（10305）：1075-1090.

（梁雨润　整理）

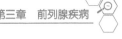

病例 16　低危前列腺癌合并 HIV 感染

病历摘要

【基本信息】

患者男性，77 岁，主因"体检发现 PSA 升高 1 个月"门诊入院。

现病史：患者 1 个月前体检时发现 PSA 升高，总 PSA 8.76 ng/mL，伴尿频、尿急、夜尿增多等症状，夜尿 3 次／晚，无发热、尿痛等症状，至外院就诊，行前列腺 MRI 平扫示前列腺增生，PI-RADS 评分 2 分。现为进一步明确诊断治疗，门诊以"PSA 增高"收入院。患者自发病以来，神清、精神可，大便正常，小便如前，饮食良好，体力及体重无明显变化。

既往史：有癫痫病史 3 年，平时服用丙戊酸钠，控制可；有高脂血症病史 3 年，平时服用阿托伐他汀，控制可；否认高血压、冠心病、糖尿病病史；有 HIV 感染病史 3 年，平时服用抗病毒药物，控制可，否认肝炎、结核等其他传染病病史；否认食物、药物过敏史。无外伤史。有手术史，50 年前因双侧腹股沟疝于外院行双侧疝囊高位结扎术；10 年前因肺癌于外院行肺叶切除术；2 年前因心房颤动于外院行射频消融术。

个人史：生于原籍并久居，无地方病疫区居住史，无传染病疫区生活史，无冶游史，否认吸烟史，否认饮酒史。

【体格检查】

双肾区无红肿，无隆起，双肾未触及，双肾区无叩击痛，双侧未闻及血管杂音。双侧输尿管走行区无压痛，未触及肿物。膀胱区无隆起，无压痛。双侧腹股沟淋巴结未触及肿大，双侧锁骨上淋巴结未触及肿大。直肠指检可触及前列腺增大，能触及边界，表面光滑，质韧，中央沟变浅，肛门括约肌无松弛，指套退出无染血。

【辅助检查】

实验室检查：血常规、尿常规、便常规、肝肾功能、电解质、凝血功能等无明显异常；前列腺特异性抗原：总 PSA 8.76 ng/mL，游离 PSA 1.31 ng/mL，PSA 比率 0.15。HIV 病毒载量未检测到。

影像学检查：前列腺增强 MRI（图 16-1）示前列腺明显突向膀胱，但并未发现癌变，前列腺增生可能性大。

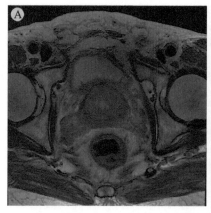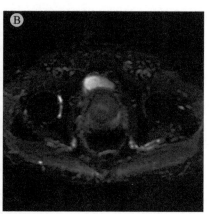

A. T_1；B. DWI。

图 16-1 前列腺增强 MRI

【诊断】

PSA 增高，前列腺增生，高脂血症，癫痫，双侧腹股沟疝术后，肺癌术后，射频消融术后，HIV 感染。

【治疗经过】

入院后积极完善检查，患者 PSA 增高，处于 4 ～ 10 ng/mL 的 PSA 灰区，为明确诊断，在排除手术禁忌后行超声引导下经直肠前列腺穿刺活检。此手术需经直肠穿刺，易诱发肠道细菌移位感染，术前需行肠道准备，清洁肠道，围手术期应用抗生素预防感染。术中经直肠内置入超声探头，检查发现前列腺较大，未探及明显前列腺结节，于前列腺右上、左上、右中、左中、右下、左下各穿刺两针，取组织条 12 个分别送病理，出血约 5 mL，术后直肠内填塞纱布条止血，留置尿管。术后第 1 日尿管及尿袋内未见血性液体，将填塞的纱布条拖出，未见活动性出血，拔除尿管，病情平稳后出院。

穿刺后组织病理学检查提示前列腺腺癌（Gleason 评分：3+3=6 分）。穿刺后可见前列腺腺癌，仅有 2 针为阳性，且占全长 < 10%，考虑低危前列腺癌（图 16-2）。（前列腺组织左上 1）前列腺腺癌（Gleason 评分：3+3=6 分，Ⅰ/Ⅴ组，占全长 5%）；免疫组化结果：34βE12（−），P504S（＋），P63（−）。（前列腺组织左中 1）前列腺腺癌（Gleason 评分：3+3=6 分，Ⅰ/Ⅴ组，占全长 10%）；免疫组化结果：34βE12（−），P504S（−），P63（−），Ki-67（5%+）。

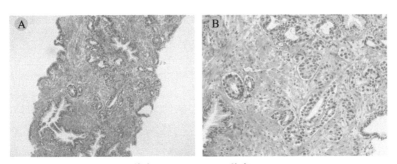

A. HE 染色，×100；B. HE 染色，×200。

图 16-2　前列腺穿刺病理

【随访】

患者穿刺术前总 PSA 值位于 PSA 灰区，术后病理回报为前列腺腺癌（Gleason 评分：3+3=6 分），告知患者及其家属，根据《前列腺癌诊疗规范（2018 年版）》，患者属前列腺癌低危组，建议行前列腺癌根治术或放射治疗，家属考虑患者年龄较大、合并症较多，选择放射治疗，即前列腺放射性粒子植入术。患者每 3 个月于门诊复查一次前列腺特异性抗原、肝肾功能、性激素水平、骨扫描、胸部及泌尿系 CT 等，复查期间情况良好。

病例分析

1. 病例特点

（1）患者为老年男性，慢性起病，病程长。

（2）临床表现：患者 10 个月前体检时发现 PSA 升高，总 PSA 8.76 ng/mL，伴尿频、尿急、夜尿增多等症状，夜尿 3 次 / 晚，无发热、尿痛等症状，至外院就诊，行前列腺 MRI 平扫示前列腺增生，PI-RADS 评分 2 分。

（3）既往史：有癫痫病史 3 年，平时服用丙戊酸钠，控制可；有高脂血症病史 3 年，平时服用阿托伐他汀，控制可。有 HIV 感染病史 3 年，平时服用抗病毒药物，控制可。有手术史，50 年前因双侧腹股沟疝于外院行双侧疝囊高位结扎术；10 年前因肺癌于外院行肺叶切除术；2 年前因心房颤动于外院行射频消融术。

（4）体格检查：双肾区无红肿，无隆起，双肾未触及，双肾区无叩击痛，双侧未闻及血管杂音。双侧输尿管走行区无压痛，未触及肿物。膀胱区无隆起，无压痛。双侧腹股沟淋巴结未触及肿大，双侧锁骨上淋巴结未触及肿大。直肠指检可触及前列腺增大，能触及边界，表面光滑，质韧，中央沟变浅，肛门括约肌无松弛，指套退出无染血。

（5）辅助检查：前列腺增强 MRI 提示前列腺增生。穿刺后组织病理学检查提示前列腺腺癌（Gleason 评分：3+3=6 分）。

2. 诊疗思路分析

患者高龄，PSA 有增高，且小于 10 ng/mL，处于 PSA 灰区内，前列腺 MRI 提示前列腺增生，为明确诊断行超声引导下经直肠前列腺穿刺活检。穿刺后病理回报为前列腺腺癌。告知患者及其家属相关情况后，选择放射性粒子植入治疗，目前门诊定期复查，情况良好。

3. 多学科讨论

（1）患者 PSA 增高诊断明确，排除手术禁忌后行穿刺活检，此处手术通过直肠穿刺，术前需清洁肠道，行肠道准备，围手术期应用抗生素预防感染。病理结果为前列腺腺癌，Gleason 评分为 3+3=6 分，后患者及其家属选择放射性粒子植入治疗。

（2）患者患有 HIV 感染，目前规律口服抗病毒药物治疗，需定期复查辅助性 T 细胞亚群及 HIV 病毒载量。

刘庆军教授病例点评

前列腺癌是老年男性泌尿生殖系统常见的恶性肿瘤之一，其发病率和死亡率分别居全球男性恶性肿瘤的第 2 位和第 5 位，在欧美国家男性中分别居首位和第 3 位，在中国男性中分别居第 6 位和第 7 位。前列腺癌是我国重要的肿瘤疾病问题之一，根据中国国家癌症中心数据，前列腺癌是我国男性泌尿生殖系统中发病率最高的肿瘤。近些年来，随着中国人口老龄化的加剧等，前列腺癌的发病和死亡人数呈明显上升趋势，疾病的负担日益加重。GLOBOCAN 2020 数据显示，中国前列腺癌发病数和死亡数分别占全球前列腺癌发病数和死亡数的 8.2% 和 13.6%。

外放射治疗是治疗前列腺癌的重要方法之一，根据治疗目的不同可将其分为三大类：①根治性放射治疗：适用于局限性前列腺癌患者（$T_{1\sim2}N_0M_0$）；②辅助性放射治疗：主要适用于前列腺癌根治术后病理为$pT_{3\sim4}$、精囊受侵、切缘阳性和术后 PSA 持续升高患者；③姑息性放射治疗：用于缓解晚期或转移性前列腺癌患者的临床症状，改善患者生活质量。根据《前列腺癌诊疗规范（2018 年版）》，近距离放射治疗（brachytherapy）是一种治疗局限性前列腺癌的技术手段，通过三维治疗计划系统的准确定位，将放射性粒子植入前列腺内，提高前列腺的局部剂量，减少直肠和膀胱的放射剂量，其疗效肯定、创伤小，尤其适用于不能耐受根治性前列腺切除术的高龄前列腺癌患者。

本患者高龄，穿刺后病理回报为前列腺腺癌（Gleason 评分：3+3=6 分），12 针穿刺中仅有 1 针为阳性且仅占阳性全长的 10%，考虑患者为极低危局限性前列腺癌，根据《前列腺癌诊疗规范（2018 年版）》，根治性前列腺切除术或永久性近距离放射治疗适用于低危患者（$cT_{1c}\sim T_{2a}$、Gleason 评分 ≤ 6 分、PSA < 10 ng/mL）。患者家属考虑患者高龄且合并症较多，担忧无法再次承受手术打击，最后选择放射性粒子植入术，术后定期复查，复查期间各指标正常。

【参考文献】

[1] SUNG H, FERLAY J, SIEGEL R L, et al. Global cancer statistics 2020 : GLOBOCAN esti-mates of incidence and mortality worldwide for 36 cancers in 185 countries . CA Cancer J Clin, 2021, 71（3）: 209-249.

[2] 李星，曾晓勇 . 中国前列腺癌流行病学研究进展 . 肿瘤防治研究，2021，48（1）:

98-102.

[3] CAO W，CHEN H D，YU Y W，et al. Changing profiles of cancer burden worldwide and in China：a secondary analysis of the global cancer statistics 2020. Chin Med J（Engl），2021，134（7）：783-791.

（梁雨润　整理）

病例 17   前列腺脓肿合并 HIV 感染、梅毒

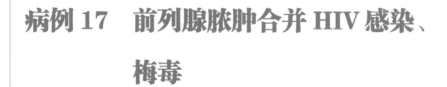 **病历摘要**

【基本信息】

患者男性，35 岁，主因"发热伴会阴部疼痛不适 1 月余"门诊入院。

现病史：患者 1 月余前无明显诱因出现发热，伴有会阴部不适，体温达 39 ℃以上，并伴有尿频、尿痛等症状，无明显血尿、脓尿，偶有腹泻等症状，至当地医院就诊，查 MRI 提示前列腺脓肿，予以对症应用抗生素治疗后好转。1 天前同性性生活后再次出现下腹部疼痛不适，伴有坠胀感，并出现发热，无明显脓尿、脓便，为求进一步诊治，来我院就诊，门诊以"前列腺脓肿"收入院。患者自发病以来，神志清，精神可，饮食正常，大便正常，小便如前，体力及体重无明显变化。

既往史：否认高血压、冠心病、糖尿病病史；有 HIV 感染及梅毒病史，目前行口服抗病毒药物治疗，控制可；否认肝炎、结核等其他传染病病史，否认食物、药物过敏史，否认手术、外伤史。

个人史：生于原籍并久居，无地方病疫区居住史，无传染病疫区生活史，无冶游史，否认吸烟史，否认饮酒史。

【体格检查】

双肾区无隆起，双肾未触及，双肾区无叩击痛，双侧未闻及血

管杂音。双侧输尿管走行区无压痛、叩击痛，耻骨上叩诊鼓音，压痛阴性，外生殖器无畸形，尿道外口无红肿、狭窄，直肠指检扪及前列腺区触痛明显，未扪及明显波动感。

【辅助检查】

实验室检查：甲型流感 H7N9 病毒核酸检测、甲型流感 H1N1 病毒核酸检测、甲型流感病毒通用型核酸检测、甲型 / 乙型流感病毒抗原检测、细菌抗体（结核抗体）均为阴性，支原体培养（人型 + 解脲）阴性。凝血功能正常，降钙素原 0.82 ng/mL，C 反应蛋白 116.7 mg/L。血常规：白细胞 15.00×10^9/L。梅毒血清特异性抗体测定：弱阳性反应。肝肾功能：谷丙转氨酶 87.4 U/L，谷草转氨酶 82.8 U/L。辅助性 T 细胞亚群：淋巴细胞 1042 个 /μL，T 淋巴细胞 765 个 /μL，$CD8^+$T 淋巴细胞 639 个 /μL，$CD4^+$T 淋巴细胞 105 个 /μL，$CD4^+$T 淋巴细胞 /$CD8^+$T 淋巴细胞 0.17。HIV 病毒载量：169 copies/mL。

影像学检查：前列腺增强 MRI（图 17-1）示前列腺脓肿改变。

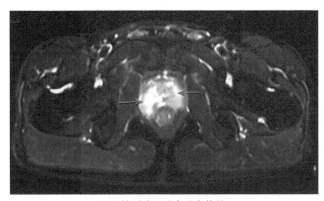

T_2 见前列腺呈稍高及高信号。

图 17-1　前列腺增强 MRI

【诊断】

前列腺脓肿，前列腺结核，重症感染，前列腺增生，HIV 感染，梅毒，肝功能异常。

【治疗经过】

入院后完善检查，应用抗生素控制感染，经术前准备后行经尿道前列腺脓肿内切开引流术。术中置入电切镜顺利，顺序观察膀胱内未见明显异常，前列腺右侧叶 7 点处及近 12 点处可见脓肿，挤压有脓液流出，从 6 点到 12 点右侧叶予以切除，脓腔充分切开，彻底止血，冲洗膀胱留取病理组织，退出电切镜，留置导尿管，手术过程顺利，继续应用抗生素控制感染，对症退热等治疗后拔除尿管，自主排尿畅。患者术后仍有间断高热、腹胀、腹泻，予以胃肠减压等治疗。术后病理回报：前列腺组织可见干酪样坏死及肉芽肿形成，多核巨细胞易见，抗酸染色可见阳性杆菌，符合分枝杆菌感染。免疫组化结果：Calponin（－），P504S（－），P63（＋）；特殊染色结果：PAS（－），六胺银染色（－），抗酸染色（＋）（图 17-2）。予以异烟肼（H）＋吡嗪酰胺（Z）＋乙胺丁醇（E）＋莫西沙星抗结核治疗，发热较前好转，仍有明显腹胀及腹泻，后完善抗结核治疗方案，并给予静脉营养支持及双歧杆菌四联活菌片调节肠道菌群等对症治疗，体温逐渐平稳，多次复查腹部 X 线未见明显肠梗阻，停止胃肠减压后，恢复进食，患者症状逐渐平稳后出院。

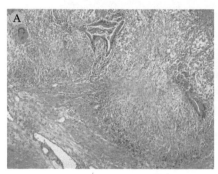
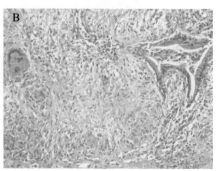

A. HE 染色，×100；B. HE 染色，×200。

图 17-2 术后病理

【随访】

患者出院后继续服用抗结核药物半年，门诊复查泌尿系 CT、尿常规、血常规等未见异常，考虑结核已临床治愈，停用药物后 1 年门诊复查相关实验室及影像学检查未见异常，考虑结核已完全治愈。

病例分析

1. 病例特点

（1）患者为青年男性，慢性起病，病程长。

（2）临床表现：患者 1 月余前无明显诱因出现发热，伴有会阴部不适，体温达 39 ℃以上，并伴有尿频、尿痛等症状，无明显血尿、脓尿，偶有腹泻等症状，至当地医院就诊，查 MRI 提示前列腺脓肿，予以对症应用抗生素治疗后好转。1 天前同性性生活后再次出现下腹部疼痛不适，伴有坠胀感，并出现发热，无明显脓尿、脓便。

（3）既往史：有 HIV 感染及梅毒病史，目前行口服抗病毒药物治疗。

（4）体格检查：双肾区无隆起，双肾未触及，双肾区无叩击痛，双侧未闻及血管杂音。双侧输尿管走行区无压痛、叩击痛，耻骨上叩诊鼓音，压痛阴性，外生殖器无畸形，尿道外口无红肿、狭窄，直肠指检扪及前列腺区触痛明显，未扪及明显波动感。

（5）辅助检查：前列腺增强 MRI 提示前列腺脓肿改变。

2. 诊疗思路分析

（1）患者为青年男性，持续高热伴会阴部疼痛，查体前列腺区触痛明显，有 HIV 感染病史，因患者曾于外院就诊治疗，且经抗生

131

素治疗后症状好转，在同性性生活后再次出现下腹部疼痛不适，伴有坠胀感，并出现发热。考虑是性生活后前列腺充血水肿导致感染加重及扩散。再次予抗生素治疗控制感染后效果欠佳，经科内医生讨论后决定行前列腺脓肿内切开引流术，将脓肿切开引流，留组织进行病理检查，留置导尿管。术后症状略有好转，但仍间断发热。

（2）术后患者病理回报为结核分枝杆菌，经科内讨论后给予患者 HZE（抗结核治疗方案的一种，"H"代表药物为异烟肼，"Z"代表药物为吡嗪酰胺，"E"代表药物为乙胺丁醇）+莫西沙星抗结核治疗，治疗后较前症状好转，但仍有反复，调整抗结核用药，出院前最后给予 HRZE（抗结核治疗方案的一种，通常用于强化治疗，"H"代表药物为异烟肼，"R"代表药物为利福平，"Z"代表药物为吡嗪酰胺，"E"代表药物为乙胺丁醇）+莫西沙星抗结核治疗。

3. 多学科讨论

（1）患者持续高热，抗生素抗感染效果不佳，考虑患者前列腺脓肿需切开引流，需注意术中出血，应严格止血，予以合血备用，术后应多注意观察巡视；术后有尿失禁可能，术中应操作仔细，防止损伤尿道括约肌；此处解剖学位置距离直肠近，术前应行肠道准备，围手术期使用抗生素预防感染。

（2）术后病理回报为结核分枝杆菌，初始给予 HZE+莫西沙星方案抗结核治疗，根据病情进展情况最终予 HRZE+莫西沙星方案抗结核治疗。

（3）患者患有 HIV 感染、梅毒等特殊感染，目前规律抗病毒治疗，需定期复查梅毒荧光抗体吸附试验、梅毒甲苯胺红不加热血清试验、辅助性 T 细胞亚群及 HIV 病毒载量。HIV 感染患者免疫防御系统较正常人弱，且同性性行为可导致非特异性感染概率增加，经科内讨论后最终给予患者替诺福韦（TDF）＋拉米夫定（3TC）＋依非韦伦（EFV）初始高效抗反转录病毒治疗。

📋 纪世琪教授病例点评

前列腺脓肿是急性前列腺炎、尿道炎和附睾炎的一种并发症，也是一种罕见的泌尿外科急症。当前列腺出现严重感染时，一旦处理不当病死率极高。前列腺脓肿发病率仅为 1%～16%。有研究发现 60%～80% 的患者存在革兰氏阴性杆菌（主要是大肠埃希菌），其他病原体包括假单胞菌、葡萄球菌，偶有厌氧菌，罕见的特殊感染还有结核分枝杆菌。前列腺脓肿的症状和体征有发热、寒战、排尿困难、急性尿潴留、下尿路症状、会阴部疼痛和血尿，研究报道66.7% 的患者直肠指检经常能发现前列腺波动感，以上症状和急性细菌性前列腺炎非常类似。人体感染结核分枝杆菌后可表现为结核潜伏感染（latent tuberculosis infection，LTBI）和结核病（tuberculosis）2 种情况。HIV 感染是结核病发病的独立危险因素，HIV 感染者LTBI 进展为结核病的风险较 HIV 阴性者显著增加。结核病是 HIV 感染 / 艾滋病患者常见的机会性感染之一和疾病进展的重要影响因素，也是 HIV 感染 / 艾滋病患者死亡的主要原因之一。

本患者出现尿频、尿痛、发热、会阴区坠胀感等非特异性感染的表现，且住院治疗前使用抗生素有效，胸部 X 线检查未见异常，前列腺结核为冷脓肿，无特殊表现，极易漏诊，但治疗过程及预后相对满意，当前列腺结核发展为脓肿，药物治疗无效时，手术切开脓肿符合诊疗常规，切开后送病理发现结核，及时联合 3 种药物治疗，符合结核治疗原则。

前列腺结核早期症状不典型，容易漏诊误诊，临床医生应提高对本病的了解和认识，减少漏诊率，当该疾病与非特异性感染合并时，在问诊及体格检查过程中应尽可能全面详细的记录。尤其是HIV感染患者，其自身的免疫功能相对较差，结核机会感染率和发生率较高，更应警惕。如果按照前列腺感染治疗1～2周未见好转，应考虑结核可能。一经确诊应尽早正规抗结核治疗，目前抗结核药物最好使用三种或四种药物联合，以降低治疗过程中耐药的发生，并且药量要充分，疗程要长，一般需用药6～12个月。

【参考文献】

[1] HA A S, HELMAN T A, HAAS C R, et al. A population-based analysis of risk factorsand outcomes of prostatic abscess. Prostate Cancer Prostatic Dis，2021，24（4）：1143-1150.

[2] QURAISHI M K, HAN Y C, ASAAD W, et al. Prostatic abscess：a rare complication of staghorn calculi. BMJ Case Rep，2018，16（7）：355-356.

[3] MATSUMOTO M, YAMAMOTO S. AAUS guideline for acute bacterial prostatitis 2021. J Infect Chemother，2021，27（9）：1277-1283.

[4] ACKERMAN A L, PARAMESHWAR P S, ANGER J T. Diagnosis and treatment of patients with prostatic abscess in the post-antibiotic era. Int J Urol，2018，25（2）：103-110.

[5] PURKAIT B, KUMAR M, SOKHAL A K, et al. Outcome analysis of transrectal ultrasono-graphy guided aspiration versus transurethral resection of prostatic abscess：10 years' experience form atertiary care hospital. Arab J Urol，2017，15（3）：254-259.

[6] JONEJA U, SHORT W R, ROBERTS A L. Disseminated tuberculosis with prostatic abscesses in an immunocompromised patient-A case report and review of literature. IDCases，2016，5：15-20.

[7] DARRAJ M A, ABDULHAQ A A, YASSIN A, et al. Tuberculosis among people

living with HIV/AIDS in Jazan Region, Southwestern Saudi Arabia. J Infect Public Health, 2021, 14（11）: 1571-1577.

[8] XU H, BLAIR R V, VEAZEY R S, et al. Immunopathogenesis in HIV-associated pediatric tuberculosis. Pediatr Res, 2022, 91（1）: 21-26.

[9] GBD 2019 Tuberculosis Collaborators. Global, regional, and national sex differences in the global burden of tuberculosis by HIV status, 1990-2019: results from the Global Burden of Disease Study 2019. Lancet Infect Dis, 2022, 22（2）: 222-241.

（梁雨润　整理）

病例 18 前列腺增生合并特殊感染 3 例

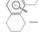 **病历摘要 – 患者 A**

【基本信息】

患者男性，67 岁，主因"进行性排尿困难 1 年，加重半年"门诊入院。

现病史：患者于 1 年前感觉排尿不畅，尿频、尿急明显，无发热、寒战，无尿痛及明显血尿，伴有夜尿增多，2～3 次/夜，无腹痛、腹胀，无恶心、呕吐，无停止排气、排便，未曾系统诊治，于半年前感觉症状逐渐加重，尿不尽感明显，伴有尿线变细，夜尿 5～6 次，并出现泌尿系感染，对症应用抗生素后好转，于当地住院拟行手术治疗，因检查乙肝阳性而出院，今来我院就诊，为进一步诊治收入院。患者自发病以来，神志清，精神可，无明显体重减轻。

既往史：有高血压病史，最高 160/90 mmHg，未规律用药，否认冠心病、糖尿病病史。有乙肝及肝硬化病史 1 个月，目前规律用药，否认结核等其他传染病病史，否认食物、药物过敏史，否认手术、外伤史。

个人史：生于原籍并久居，无地方病疫区居住史，无传染病疫区生活史，无冶游史，曾有吸烟史，家属诉已戒，否认饮酒史。

【体格检查】

双肾区无红肿，无隆起，双肾未触及，双肾区无叩击痛，双侧未闻及血管杂音。双侧输尿管走行区无压痛，未触及肿物。膀胱区无隆起，无压痛。外阴成人型，未见异常分泌物。双侧腹股沟淋巴

 笔记

结未触及肿大，双侧锁骨上淋巴结未触及肿大。直肠指检可触及前列腺增大，能触及边界，表面光滑，质韧，中央沟消失，肛门括约肌无松弛，指套退出无染血。

【辅助检查】

实验室检查：尿常规、便常规、电解质等无明显异常；肾功能正常；血常规：红细胞 3.12×10^9/L，血红蛋白 100 g/L；肝功能：谷丙转氨酶 14.8 U/L，谷草转氨酶 24.5 U/L，总胆红素 14.3 μmol/L，直接胆红素 6.5 μmol/L，总蛋白 46.9 g/L，白蛋白 23.9 g/L，球蛋白 23 g/L，白蛋白 / 球蛋白 1，胆碱酯酶 1955 U/L。凝血功能：凝血酶原时间 15.7 s，凝血酶原活动度 58%，活化部分凝血活酶时间 29.2 s，纤维蛋白原定量测定 77 mg/dL，PT 比值 1.45，国际标准化比值 1.45，纤维蛋白原降解产物 80.97 μg/mL，D- 二聚体 27.22 mg/L，凝血酶时间 19.9 s。前列腺特异性抗原：游离 PSA 0.510 ng/mL，总 PSA 2.162 ng/mL，PSA 比率 0.24。乙肝五项：乙肝表面抗原＞250 IU/mL，乙肝 e 抗原 3.93 S/CO，乙肝核心抗体 9.37 S/CO。

影像学检查：前列腺彩超（图 18-1）示前列腺增大伴钙化。

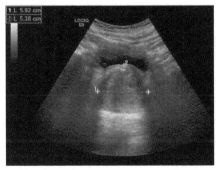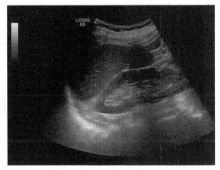

前列腺大小：49 mm（上下径）×59 mm（左右径）×54 mm（前后径），轮廓尚清，内回声不均，可见强回声。

图 18-1 前列腺彩超

尿动力学检查：①充盈期膀胱感觉敏感，顺应性降低，稳定性差，灌注过程中逼尿肌出现无抑制性收缩；②膀胱测压容积403 mL，膀胱容量正常；③排尿期逼尿肌反射存在，逼尿肌收缩力增强，最大逼尿肌压力为 79 cmH$_2$O，最大尿流率为 11 mL/s；④ LinPURR Grade 线性被动尿道阻力关系等级Ⅵ级，提示存在膀胱出口梗阻；⑤残余尿约 56 mL。提示：逼尿肌功能不稳定；膀胱出口梗阻。

【诊断】

前列腺增生，泌尿系感染，高血压 2 级（高危），慢性乙型病毒性肝炎，乙型肝炎肝硬化失代偿期，腹水，低蛋白血症。

【治疗经过】

患者入院后完善相关检查，QOL 评分 5 分，IPSS 评分 21 分，静脉滴注人血白蛋白纠正低蛋白血症，保肝、抗病毒，排除手术禁忌后在腰麻下行 1470 nm 半导体激光前列腺汽化切除术，术中置入电切镜顺利，顺序观察膀胱，未见明显占位及结石，可见前列腺增大明显，两侧叶明显，双侧输尿管口正常，可见正常喷尿，进镜时感括约肌松弛明显，电切镜下辨认精阜等解剖标志，依次以 1470 nm 半导体激光汽化切除前列腺中叶及两侧叶增生组织，勿损伤前列腺包膜、尿道外括约肌及膀胱黏膜。汽化切除腺体远端达精阜水平，仔细止血，尽量将各叶切除至包膜。使用冲洗球将切除腺体冲出膀胱，再进一步止血后查看无明显出血，通道通畅，予以退出电切镜，留置三腔导尿管，持续膀胱冲洗。组织学病理回报为良性前列腺增生。膀胱冲洗 2 天后，冲洗液清亮，停止冲洗 1 天后，可见尿液清亮，拔除尿管后，患者排尿通畅，无尿频、尿急等症状，平稳出院。术后组织病理学回报：（前列腺）良性前列腺增生（图 18-2）。

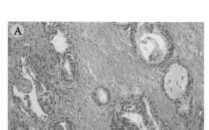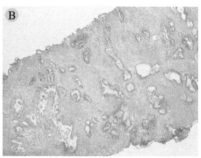

A. HE 染色，×40；B. HE 染色，×200。

图 18-2　术后病理

【随访】

患者术前前列腺特异性抗原正常，增强 MRI 提示前列腺增生，后行 1470 nm 半导体激光前列腺汽化切除术，术后病理回报为良性前列腺增生，术后恢复可。3 个月后门诊复查，最大尿流率 20 mL/s，QOL 评分 1 分，IPSS 评分 4 分，患者诉症状改善明显，偶见血尿，总 PSA 及游离 PSA 均正常。半年后门诊复查，夜尿 1～2 次，无血尿，前列腺特异性抗原正常。

病历摘要 – 患者 B

【基本信息】

患者男性，64 岁，主因"进行性排尿困难伴尿频、尿急 1 年余"门诊入院。

现病史：患者 1 年余前发生进行性排尿困难，伴尿线变细、尿等待，伴尿频、尿急、尿痛等症状，夜尿 2～3 次，无血尿、发热，无恶心、呕吐，行保守治疗效果不佳。患者为进一步治疗，就诊于我科。患者自发病以来，精神状态可，睡眠质量欠佳，饮食可，大便正常，小便如上，无明显体重减轻。

既往史：有高血压病史数十年，最高 170/90 mmHg，口服药物治疗，效果尚可；有冠心病病史 10 余年，于 2015 年置入冠状动脉支架。长期服用阿司匹林；否认糖尿病病史；有 HIV 感染病史数年，口服抗病毒药物治疗；否认食物、药物过敏史，否认外伤史。

个人史：出生并成长于原籍，无地方病疫区居住史，无传染病疫区生活史，无冶游史，否认吸烟史，否认饮酒史。

【体格检查】

双肾区无红肿，无隆起，双肾未触及，双肾区无叩击痛，双侧未闻及血管杂音。双侧输尿管走行区无压痛，未触及肿物。膀胱区无隆起，无压痛。外阴成人型，未见异常分泌物。双侧腹股沟淋巴结未触及肿大，双侧锁骨上淋巴结未触及肿大。直肠指检可触及前列腺增大，能触及边界，表面光滑，质韧，中央沟消失，肛门括约肌无松弛，指套退出无染血。

【辅助检查】

实验室检查：尿常规、便常规、电解质、肝肾功能、肿瘤系列、凝血功能等无明显异常。前列腺特异性抗原：总 PSA 4.419 ng/mL，游离 PSA 2.004 ng/mL，PSA 比率 0.45。辅助性 T 细胞亚群：淋巴细胞 1340 个 /μL，T 淋巴细胞 1004 个 /μL，CD8$^+$T 淋巴细胞 719 个 /μL，CD4$^+$T 淋巴细胞 254 个 /μL，CD4$^+$T 淋巴细胞 /CD8$^+$T 淋巴细胞 0.35。HIV 抗体阳性。HIV 病毒载量未检测到。

影像学检查：前列腺彩超（图 18-3）示前列腺增大。

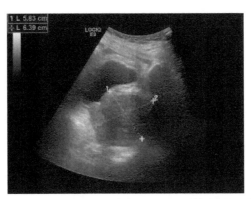

前列腺大小：58 mm（上下径）×73 mm（左右径）×64 mm（前后径），呈球形向膀胱内突入，
内回声不均，内外腺分界不清。

图 18-3 前列腺彩超

尿动力学检查：①充盈期膀胱感觉迟钝，顺应性降低，稳定性差，灌注过程中逼尿肌出现无抑制性收缩；②膀胱测压容积630 mL；③排尿期逼尿肌反射存在，逼尿肌收缩力增强，最大逼尿肌压力为 63 cmH$_2$O，最大尿流率为 9 mL/s；④ LinPURR Grade 线性被动尿道阻力关系等级Ⅵ级，提示存在膀胱出口梗阻；⑤残余尿约 86 mL。提示：逼尿肌功能不稳定；膀胱出口梗阻。

【诊断】

前列腺增生，慢性前列腺炎，左肾囊肿，泌尿系感染，HIV 感染，高血压 2 级（极高危），冠状动脉粥样硬化性心脏病，冠状动脉支架置入术后。

【治疗经过】

患者入院后积极完善相关检查，QOL 评分 4 分，IPSS 评分20 分，前列腺增生诊断明确，排除手术禁忌后在腰麻下行经尿道前列腺钬激光剜除术，置入电切镜顺利，顺序观察膀胱，未见明显占位及结石，可见前列腺增大明显，向膀胱内突出，双侧输尿管口正常，可见正常喷尿。于前列腺 6 点处切一标志线，前到膀胱颈，后

141

到精阜处，深达前列腺被膜，再于 1 点处及 11 点处使用同样方法切一标志线，沿标志线逐渐将前列腺中叶及两侧叶增生组织依次用钬激光剜除，充分止血，再用组织粉碎器粉碎已剜除的前列腺组织，冲洗出前列腺组织，止血后查看无明显出血，通道通畅，予以退出电切镜，留置三腔导尿管，持续膀胱冲洗。组织学病理回报为良性前列腺增生。膀胱冲洗 2 天后，冲洗液清亮，停止冲洗 1 天后，

可见尿液清亮，拔除尿管后，患者排尿通畅，无尿频、尿急等症状，平稳出院。术后组织病理学回报（图 18-4）：（前列腺）良性前列腺增生及慢性前列腺炎。免疫组化结果：34βE12(＋)，Calponin(＋)。

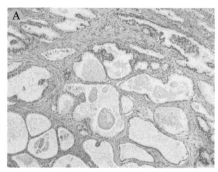 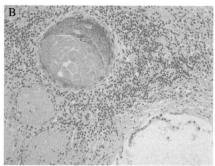

A. HE 染色，×100；B. HE 染色，×200。

图 18-4 术后病理

【随访】

患者术前前列腺特异性抗原正常，彩超提示前列腺增生，后行经尿道前列腺钬激光剜除术，术后病理回报为良性前列腺增生，术后恢复可。3 个月后门诊复查，患者诉症状改善明显，偶见血尿，总 PSA 及游离 PSA 均正常，最大尿流率 18 mL/s，QOL 评分 2 分，IPSS 评分 5 分。

病历摘要 – 患者 C

【基本信息】

患者男性，69 岁，主因"进行性排尿困难 2 年伴尿潴留 2 个月"门诊入院。

现病史：患者 2 年前逐渐开始出现排尿困难，伴尿频、尿急等症状，无尿痛及明显血尿，伴有夜尿增多，2 ~ 3 次 / 夜，无腹痛、腹胀，无恶心、呕吐，无停止排气、排便，未曾系统诊断。2 个月前开始出现尿潴留，予以导尿治疗，并口服药物治疗，患者尝试拔除尿管 3 次，均未恢复自行排尿，于外院住院拟行手术治疗，术前检查发现梅毒，遂来我院，为进一步诊治收入院。患者自发病以来，神志清，精神可，无明显体重减轻。

既往史：自幼聋哑；否认高血压、冠心病、糖尿病病史，有梅毒病史，目前规律治疗，否认肝炎、结核等其他传染病病史，否认食物、药物过敏史，否认手术、外伤史。

个人史：生于原籍并久居，无地方病疫区居住史，无传染病疫区生活史，无冶游史，否认吸烟史，否认饮酒史。

【体格检查】

双肾区无红肿，无隆起，双肾未触及，双肾区无叩击痛，双侧未闻及血管杂音。双侧输尿管走行区无压痛，未触及肿物。膀胱区无隆起，无压痛。外阴成人型，未见异常分泌物。双侧腹股沟淋巴结未触及肿大，双侧锁骨上淋巴结未触及肿大。直肠指检可触及前列腺增大，能触及边界，表面光滑，质韧，中央沟消失，肛门括约肌无松弛，指套退出无染血。

【辅助检查】

实验室检查：尿常规、便常规、电解质、肝肾功能、肿瘤系列、凝血功能等无明显异常。前列腺特异性抗原：游离 PSA 1.361 ng/mL，总 PSA 3.167 ng/mL，PSA 比率 0.43。梅毒血清特异性抗体测定：阳性反应。梅毒甲苯胺红不加热血清试验：阳性反应（1 : 16）。

影像学检查：前列腺彩超（图 18-5）示前列腺增大。

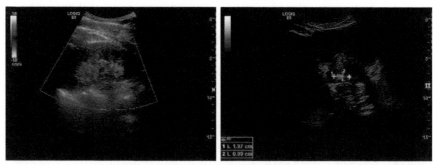

前列腺大小：50 mm（上下径）×42 mm（左右径）×37 mm（前后径），形态正常，内回声不均，内外腺交界处见 20 mm×10 mm 强回声，内外腺比例正常。

图 18-5 前列腺彩超

尿动力学检查：①充盈期膀胱感觉迟钝，顺应性降低，稳定性差，灌注过程中逼尿肌出现无抑制性收缩；②膀胱测压容积 413 mL；③排尿期逼尿肌反射存在，逼尿肌收缩力增强，最大逼尿肌压力为 86 cmH$_2$O，最大尿流率为 11 mL/s；④ LinPURR Grade 线性被动尿道阻力关系等级 Ⅵ级，提示存在膀胱出口梗阻；⑤残余尿约 52 mL。提示：逼尿肌功能不稳定；膀胱出口梗阻。

【诊断】

前列腺增生，右肾囊肿，泌尿系感染，梅毒。

【治疗经过】

患者入院后积极完善检查，术前各项准备完善，QOL 评分 5 分，IPSS 评分 23 分，进一步在全麻下行经尿道等离子双极电切术，置入电切镜顺利，顺序观察膀胱，未见明显占位及结石，前列腺两侧叶增大明显，未见结石及肿物，双侧输尿管口未见异常。在持续膀胱灌流下开始手术操作。以精阜为标志，切开尖部前列腺至前列腺包膜，以等离子双极将前列腺腺体完整切除。检查前列腺尿道部呈圆桶状，尿道外括约肌无损伤。撤观察镜，冲洗膀胱，冲出膀胱内切除的前列腺组织送病理。再次置镜充分止血。观察膀胱内无残余前列腺组织，双侧输尿管口无损伤，术区无出血。置入 22 号三腔导尿管，水囊注水 40 mL，接膀胱冲洗。术后给予补液预防感染、止血、止痛等对症治疗，患者术后恢复良好，膀胱冲洗 2 天后，冲洗液清亮，停止冲洗 1 天后，可见尿液清亮，拔除尿管后，患者排尿通畅，无尿频、尿急等症状，平稳出院。术后组织病理学回报（图 18-6）：（前列腺）良性前列腺增生及慢性前列腺炎。免疫组化结果：P63（＋），P504S（－），34βE12（＋），Calponin（＋）。

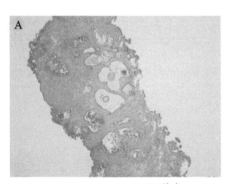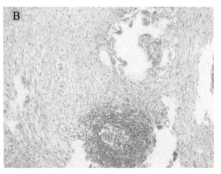

A. HE 染色，×40；B. HE 染色，×100。

图 18-6 术后病理

【随访】

患者术前彩超提示前列腺增生，后行经尿道等离子双极电切术，术后病理回报为良性前列腺增生，术后恢复可。3 个月后门诊复查，

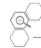
患者诉症状改善明显，偶见血尿，总 PSA 及游离 PSA 均正常，QOL
评分 1 分，IPSS 评分 3 分。

病例分析

患者 A

1. 病例特点

（1）患者为老年男性，慢性起病，病程长。

（2）临床表现：患者于 1 年前感觉排尿不畅，尿频、尿急明显，
无发热、寒战，无尿痛及明显血尿，伴有夜尿增多，2～3 次/夜，
无腹痛、腹胀，无恶心、呕吐，无停止排气、排便，未曾系统诊治，
于半年前感觉症状逐渐加重，尿不尽感明显，伴有尿线变细，夜尿
5～6 次，并出现泌尿系感染，对症应用抗生素后好转。

（3）既往史：有高血压病史，最高 160/90 mmHg，未规律用药，
有乙肝及肝硬化病史 1 个月，目前规律用药。

（4）体格检查：双肾区无红肿，无隆起，双肾未触及，双肾区
无叩击痛，双侧未闻及血管杂音。双侧输尿管走行区无压痛，未触
及肿物。膀胱区无隆起，无压痛。外阴成人型，未见异常分泌物。
双侧腹股沟淋巴结未触及肿大，双侧锁骨上淋巴结未触及肿大。直
肠指检可触及前列腺增大，能触及边界，表面光滑，质韧，中央沟
消失，肛门括约肌无松弛，指套退出无染血。

（5）辅助检查：前列腺彩超提示前列腺大小 49 mm（上下径）×
59 mm（左右径）×54 mm（前后径），前列腺增大。

2. 诊疗思路分析

（1）患者高龄，排尿期症状逐渐加重，前列腺特异性抗原正

笔记

常，前列腺彩超提示前列腺增生。纠正低蛋白血症，完善相关检查后行经尿道前列腺汽化切除术。术后病理回报为良性前列腺增生，与术前判断一致。患者有乙肝肝硬化病史，且处于失代偿期，凝血功能稍差，为减少出血、保证患者生命安全，选择前列腺汽化手术。

（2）鉴别诊断：①前列腺癌：该病为恶性病变，也可有尿频、尿急、排尿困难、尿后滴沥、尿潴留表现，该病 PSA 多增高，直肠指检前列腺质硬并有结节，前列腺穿刺活检可确诊。本患者行相关检查后排除该诊断。②神经源性膀胱功能障碍：该病临床表现与前列腺增生相似，可有排尿困难、残余尿量较多、肾积水和肾功能不全，但前列腺不增大，为动力性梗阻。患者常有中枢或周围神经系统损害的病史和体征，如下肢感觉和运动障碍、会阴皮肤感觉减退、肛门括约肌松弛或反射消失等。静脉尿路造影常显示上尿路有扩张积水，膀胱常呈"圣诞树"形。尿动力学检查可以明确诊断。③膀胱颈挛缩：亦称膀胱颈纤维化。多为慢性炎症、结核或手术后瘢痕形成所致，发病年龄较轻，多在 40～50 岁出现排尿不畅症状，但前列腺体积不增大，膀胱镜检查可以确诊。④尿道狭窄：多有尿道损伤及感染病史，行尿道膀胱造影与尿道镜检查，不难确诊。

3. 多学科讨论

（1）患者明确诊断后，予以积极手术治疗，术前需行肠道准备，术中需注意解剖结构、出血，手术可能出血较多，合血备用，术后有尿失禁可能，术中应操作仔细，防止损伤尿道括约肌、前列腺被膜、两侧输尿管口，术后应多注意观察巡视。

（2）患者患有慢性乙型病毒性肝炎及乙型肝炎肝硬化（失代偿期）、腹水、低蛋白血症等，规律进行抗病毒、利尿、补充营养

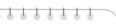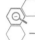

等相关治疗，需定期复查腹部 CT、MRI 及肝功能、乙肝五项、病毒载量等。

患者 B

1. 病例特点

（1）患者为老年男性，慢性起病，病程长。

（2）临床表现：患者 1 年余前发生进行性排尿困难，伴尿线变细、尿等待，伴尿频、尿急、尿痛等症状，夜尿 2～3 次，无血尿、发热，无恶心、呕吐，行保守治疗效果不佳。

（3）既往史：有高血压病史数十年，最高 170/90 mmHg，口服药物治疗，效果尚可；有冠心病病史 10 余年，于 2015 年置入冠状动脉支架，长期服用阿司匹林；有 HIV 感染病史数年，口服抗病毒药物治疗。

（4）体格检查：双肾区无红肿，无隆起，双肾未触及，双肾区无叩击痛，双侧未闻及血管杂音。双侧输尿管走行区无压痛，未触及肿物。膀胱区无隆起，无压痛。外阴成人型，未见异常分泌物。双侧腹股沟淋巴结未触及肿大，双侧锁骨上淋巴结未触及肿大。直肠指检可触及前列腺增大，能触及边界，表面光滑，质韧，中央沟消失，肛门括约肌无松弛，指套退出无染血。

（5）辅助检查：前列腺彩超提示前列腺大小 58 mm（上下径）×73 mm（左右径）×64 mm（前后径），前列腺增大。

2. 诊疗思路分析

患者高龄，排尿期症状逐渐加重，前列腺特异性抗原正常，前列腺彩超提示前列腺增生。完善相关检查后行经尿道前列腺钬激光剜除术。术后病理回报为良性前列腺增生及慢性前列腺炎，与术前判断一致。考虑患者实际年龄 64 岁，预期寿命超 10 年以上，且前

笔记

列腺较大约 140.9 g，选择前列腺剜除术可减少复发概率及出血。

3. 多学科讨论

（1）患者明确诊断后，予以积极手术治疗，术中需注意解剖结构、出血，此处易损伤直肠，术前需清洁肠道，行肠道准备，手术可能出血较多，需备血及血浆，术后有尿失禁可能，术中应操作仔细，防止损伤尿道括约肌、前列腺被膜、两侧输尿管口等，术后应多注意观察巡视。

（2）患者患有 HIV 感染，目前口服抗病毒药物规律治疗，需定期复查辅助性 T 细胞亚群及 HIV 病毒载量。无明确手术禁忌证。术后应用抗生素，注意感染风险。

患者 C

1. 病例特点

（1）患者为老年男性，慢性起病，病程长。

（2）临床表现：患者 2 年前逐渐开始出现排尿困难，伴尿频、尿急等症状，无尿痛及明显血尿，伴有夜尿增多，2～3 次 / 夜，无腹痛、腹胀，无恶心、呕吐，无停止排气、排便，未曾系统诊断。2 个月前开始出现尿潴留，予以导尿治疗，并口服药物治疗，患者尝试拔除尿管 3 次，拔除尿管后仍无法自行排尿。

（3）既往史：自幼聋哑，有梅毒病史，目前规律治疗。

（4）体格检查：双肾区无红肿，无隆起，双肾未触及，双肾区无叩击痛，双侧未闻及血管杂音。双侧输尿管走行区无压痛，未触及肿物。膀胱区无隆起，无压痛。外阴成人型，未见异常分泌物。双侧腹股沟淋巴结未触及肿大，双侧锁骨上淋巴结未触及肿大。直肠指检可触及前列腺增大，能触及边界，表面光滑，质韧，中央沟消失，肛门括约肌无松弛，指套退出无染血。

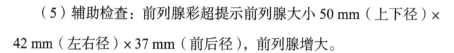

（5）辅助检查：前列腺彩超提示前列腺大小 50 mm（上下径）×42 mm（左右径）×37 mm（前后径），前列腺增大。

2. 诊疗思路分析

患者高龄，排尿期症状逐渐加重，前列腺特异性抗原小于 4 ng/mL，前列腺彩超提示前列腺增大。完善相关检查后行经尿道等离子双极电切术。术后病理回报为良性前列腺增生及慢性前列腺炎，与术前判断一致。患者症状较重，但前列腺大小约 40.4 g，相对其他前列腺患者前列腺增生稍小，切除部分较少，选择等离子电切，出血及安全性更有保障。

3. 多学科讨论

（1）患者明确诊断后，予以积极手术治疗，术中需注意解剖结构、出血，此处易损伤直肠，术前需清洁肠道，行肠道准备，手术可能出血较多，需备血及血浆，术后有尿失禁可能，术中应操作仔细，防止损伤尿道括约肌、前列腺被膜、两侧输尿管口，注意特殊感染的防护。患者为聋哑人，术后沟通会有困难，应多注意观察巡视。

（2）患者有梅毒，规律治疗，需定期复查梅毒荧光抗体吸附试验及梅毒甲苯胺红不加热血清试验，直至临床治愈。

📋 纪世琪教授病例点评

良性前列腺增生为中老年男性最常见的泌尿系疾病，随着我国老龄化加剧，发病率呈逐年升高趋势，以尿频、尿急、排尿不畅、尿潴留、夜尿增多等为主要临床表现，对患者健康、生活质量等造成严重影响。经尿道前列腺等离子电切术为临床中治疗良性前列腺增生的主要微创手术方式，具有创伤小、术后恢复快、疗效显著等优点，在临床中适应证越来越广泛，对于部分高龄良性前列腺增生患者也有较高的治疗安全性。夜尿症状为良性前列腺增生患者常见的主观感受，表现为夜尿频次增加、夜间排尿不畅等，对患者睡眠质量造成严重影响，随着病情发展，可增加患者焦虑、抑郁等不良情绪发生，改善良性前列腺增生患者排尿不畅、夜尿症状为临床治疗的主要目的。

目前，经尿道前列腺切除术（transurethral resection of the prostate，TURP）仍是外科治疗良性前列腺增生的金标准，但存在腺体切除不彻底、切除效率较低、术后大出血、损伤外括约肌、电切综合征和腺体残留导致出血、感染及再梗阻等缺点，为克服 TURP 的诸多不足，许多泌尿外科学者进行了各种有效尝试，取得了较满意的成果。经尿道前列腺汽化切除术（transurethral vaporization of the prostate，TUVP）是另一种在 TURP 基础上发明的新技术，因其采用新型汽化电极可在创面形成 2～3 mm 的凝固层，止血效果好，但处理前列腺尖部较困难，另外汽化后的变性坏死组织引起的术后膀胱刺激症状明显，且发生率较高。经尿道等离子双极电切术（plasmakinetic resection of the prostate，PKRP）通过高频电流激发递质，形成动态等离子体，产生电汽化及电凝效果。PKRP 的显著优点是电切综合征发生率减少，再者由于汽化凝固使毛细血管迅速闭合，故术中失血少。另外，PKRP 在预防包膜穿孔及防止复发、术后尿道狭窄和尿路刺激征等方面优于 TURP，且治疗大体积的良性前列腺增生效果满意。有研究亦显示等离子电切术治疗良性前列腺增生的手术时间和失血量仍难控制。有报道显示约 50% 易复发，可能是PKRP 术后腺体残留较高有关。随着治疗技术的发展，经尿道前列腺钬激光剜除术（holmium laser enucleation of prostate，HoLEP）因具有腺体剜除彻底、并发症少、预后良好等优势，近年来在临床受到广泛好评。

　　患者 A 患有乙肝及肝硬化，告知患者及其家属出血相关风险后，依然决定行前列腺增生的治疗，解决前列腺增生的症状，改善如尿频、尿急、排尿困难等问题。前列腺手术术中出血一直是泌尿外科医生关注的问题，乙肝肝硬化患者凝血功能相对较差，行外科治疗时易出血，同时容易造成医源性感染、增加职业暴露风险等。随着乙肝肝硬化患者老龄化的到来，尤其对乙肝肝硬化患者手术出血方面的优化对于患者、医护人员及周围人群都尤为重要。为减少出血风险，患者 A 选择 1470 nm 半导体激光前列腺汽化术。患者 B 相对年轻且合并 HIV 感染，前列腺较大约 140.9 g，选择剜除术，相比于等离子电切术，剜除术有出血少、术后不易复发、感染概率小等优点。患者 C 为聋哑患者，手术配合度差，前列腺大小约 40.4 g，手术目的主要为解决患者排尿困难症状，切除增生前列腺组织保持排尿通道顺畅，故选择等离子电切术，该术式如操作熟练可减少手术时间，更容易保证围手术期的安全。

【参考文献】

[1] 秦京军. 经尿道前列腺电切术与经尿道双极等离子电切术治疗良性前列腺增生的临床效果. 临床医学研究与实践，2020，5（3）：78-79.

[2] 邹枫，张国飞，邱春明，等. 良性前列腺增生患者经尿道前列腺等离子双极电切术后夜尿改善不良的影响因素分析. 临床医学工程，2021，28（8）：1139-1140.

[3] 朱司国. 经尿道前列腺等离子双极电切术在良性前列腺增生治疗中的应用效果分析. 中国实用医药，2020，15（15）：72-74.

[4] 那彦群，孙光，叶章群，等. 中国泌尿外科疾病诊断治疗指南（2014 版）. 北京：

人民卫生出版社，2013：245-266.

[5] 杜依青，米白冰，王珏，等 . 经尿道等离子双极电切术与传统单极电切术治疗前列腺增生症比较的 Meta 分析 . 现代泌尿外科杂志，2014，19（7）：456-461.

[6] 刘小涛，张博威，李志强，等 . 经尿道钬激光前列腺剜除术对良性前列腺增生患者的治疗效果 . 长治医学院学报，2021，35（6）：422-425.

[7] GUO J，LEE M S，ASSMUS M，et al. Barriers to implementation of a same-day discharge pathway for holmium laser enucleation of the prostate. Urology，2021，25（3）：161-165.

（梁雨润　整理）

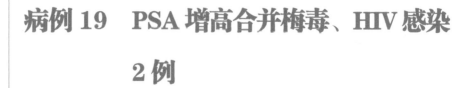

病例 19　PSA 增高合并梅毒、HIV 感染 2 例

病历摘要 – 患者 A

【基本信息】

患者男性，61 岁，主因"体检发现 PSA 升高 1 个月"门诊入院。

现病史：患者 1 个月前体检时发现 PSA 升高，伴尿频、尿急、尿痛、夜尿增多等症状，无发热、血尿、腹痛等，后至外院就诊，PSA 为 6.68 ng/mL，B 超示前列腺增大伴钙化，残余尿量约 87 mL，未行治疗，现为进一步明确诊断，门诊以"PSA 升高"收入院。自发病以来，患者神清，精神可，大便正常，小便如前所述，饮食良好，体重及体力无明显变化。

既往史：梅毒病史 8 年，已行规律治疗，现梅毒甲苯胺红不加热血清试验为 1 : 2。否认高血压、冠心病、糖尿病病史，否认肝炎、结核等其他传染病病史，否认食物、药物过敏史。无外伤史。有手术史，4 年前因"阑尾炎"曾在外院行阑尾切除术。

个人史：生于原籍并久居，无地方病疫区居住史，无传染病疫区生活史，无冶游史，否认吸烟史，否认饮酒史。

【体格检查】

双肾区无红肿，无隆起，双肾未触及，双肾区无叩击痛，双侧未闻及血管杂音。双侧输尿管走行区无压痛，未触及肿物。膀胱区无隆起，无压痛。外阴成人型，未见异常分泌物。双侧腹股沟淋巴

笔记

结未触及肿大，双侧锁骨上淋巴结未触及肿大。直肠指检可触及前列腺增大，能触及边界，表面光滑，质韧，中央沟变浅，肛门括约肌无松弛，指套退出无染血。

【辅助检查】

实验室检查：血常规、尿常规、便常规、肝肾功能、电解质、凝血功能等无明显异常。前列腺特异性抗原：游离 PSA 1.855 ng/mL，总 PSA 5.324 ng/mL，PSA 比率 0.35。梅毒甲苯胺红不加热血清试验阳性反应（1 ∶ 2）。HIV 抗体测定：OD ＞ 3。

影像学检查：前列腺增强 MRI（图 19-1）示前列腺上下径明显增大，上缘超过耻骨联合水平，向上突向膀胱底部，实质内信号不均，外周未见异常信号，增强扫描后未见明显异常强化。考虑前列腺增生。

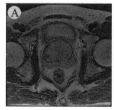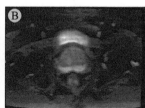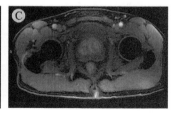

A. T_2WI 像；B. DWI 像；C. 增强像。

图 19-1　前列腺增强 MRI

【诊断】

PSA 增高，前列腺增生，梅毒血清反应阳性，HIV 感染，阑尾切除术后。

【治疗经过】

入院后积极完善检查，患者 PSA 增高，处于 4 ～ 10 ng/mL 的 PSA 灰区内，需行穿刺筛查，为明确诊断，排除手术禁忌后行超声引导下经直肠前列腺穿刺活检术。术中经直肠置入超声探头，检查发现前列腺较大，未探及明显前列腺结节，于前列腺右上、左上、右中、左中、右下、左下各穿刺两针，取组织条 12 个分别送病理，出血约 5 mL，术后直肠内填塞纱布条止血，留置尿管。术后第 1 日尿管及尿袋内未见血性液体，将填塞的纱布条拖出，未见活动性出血，拔除尿管后可正常排尿，病情平稳出院。穿刺术后病理结果（图 19-2）示良性前列腺增生。免疫组化结果：34βE12（+），P504S（-），P63（+）。

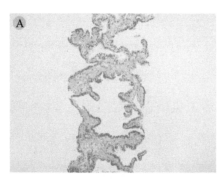
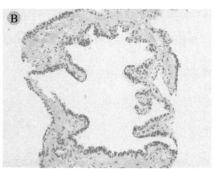

图 19-2　前列腺穿刺术后病理

【随访】

患者术前总 PSA 值小于 10 ng/mL，增强 MRI 提示前列腺增生，穿刺术后病理回报为良性前列腺增生。选择长期口服非那雄胺及坦索罗辛药物治疗前列腺增生，术后 3 个月及半年于门诊复查，总 PSA 及游离 PSA 无异常变化。

📋 病历摘要 - 患者 B

【基本信息】

患者男性，62 岁，主因"发现 PSA 增高半个月"门诊入院。

现病史：患者半个月前因感会阴部不适于当地医院就诊，检查发现 PSA 增高，无明显尿频、尿急，无尿痛、肉眼血尿，无发热、消瘦、腹痛、腹泻、恶心。患者于外院就诊，查总 PSA 82.55 ng/mL，查骨扫描未见明显异常。今为进一步诊治来我科门诊就诊，门诊以"PSA 增高"收入院。患者自发病以来，一般情况尚可，饮食、睡眠、大便无异常，未诉体重明显减轻。

既往史：有 2 型糖尿病病史 20 余年，平时应用胰岛素治疗，否认高血压、冠心病病史，有丙肝病史 3 年余，目前规律治疗，有隐性梅毒病史 2 年余，梅毒甲苯胺红不加热血清试验阳性反应（1 : 2），否认结核等其他传染病病史，否认食物、药物过敏史，否认外伤史。有手术史，5 年前因"右侧腹股沟疝"于外院行右侧腹股沟疝修补术。

个人史：生于原籍并久居，无地方病疫区居住史，无传染病疫区生活史，无冶游史，否认吸烟史，否认饮酒史。

【体格检查】

双肾区无隆起，双肾未触及，双肾及双侧输尿管走行区无压痛、叩击痛，耻骨上叩诊鼓音，压痛阴性，外生殖器无畸形，尿道外口无狭窄，双侧睾丸、附睾、输精管未见明显异常。直肠指检：前列腺 Ⅱ 度增生，表面光滑，无压痛，右侧可触及结节，大小约 1 cm×1 cm，中央沟变浅，肛门括约肌紧张。

【辅助检查】

实验室检查：血常规、尿常规、便常规、肝肾功能、电解质、凝血功能等无明显异常。前列腺特异性抗原：游离 PSA 6.267 ng/mL，总 PSA 99.421 ng/mL，PSA 比率 0.06。梅毒甲苯胺红不加热血清试验阳性反应（1 : 2）。梅毒血清特异性抗体测定阳性反应。丙型肝炎病毒核酸定量＜ $2.5×10^2$ IU/mL。

影像学检查：前列腺增强 MRI（图 19-3）示前列腺右侧外周带信号异常，前列腺增生伴增生结节形成可能。

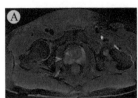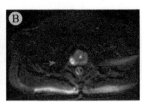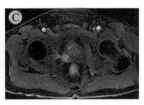

A. T$_2$WI 右侧外周带信号减低；B. DWI 呈高信号；C. 增强可见强化。

图 19-3　前列腺增强 MRI

【诊断】

PSA 增高，前列腺癌？前列腺增生，2 型糖尿病，慢性丙型肝炎，隐性梅毒，右侧腹股沟疝修补术后。

【治疗经过】

入院后积极完善检查，患者 PSA 增高为 99.421 ng/mL，为明确诊断，排除手术禁忌后行超声引导下经直肠前列腺穿刺活检，穿刺过程如患者 A。术后第 1 日尿管及尿袋内未见血性液体，将填塞的纱布条拖出，未见活动性出血，拔除尿管后可正常排尿。穿刺术后病理回报：前列腺腺癌（图 19-4）。（前列腺右上一）前列腺腺癌（Gleason 评分 4+3=7 分，肿瘤占全长 40%）；免疫组化结果：34 β E12（－），Ki-67（5%+），P504S（＋），P63（－）。（前列腺右下一）前列腺腺癌（Gleason 评分 4+3=7 分，肿瘤占全长 50%）；免疫组化结果：34 β E12（－），Calponin（－），Ki-67（5%+），P504S（＋），P63（－）。告知患者及其家属目前情况，建议进一步行前列腺癌根治术，患者及其家属表示理解，同意积极手术治疗。排除手术禁忌后行腹腔镜下前列腺癌根治术，术中完全暴露前列腺尖，超声刀切断前列腺悬韧带，应用倒刺线缝合阴茎背深静脉复合体并结扎，找到膀胱颈，紧贴前列腺逐渐切断膀胱颈前壁及后壁，使前列腺与膀胱完全分离，提起前列腺，找到输精管并分离至精囊，切断输精管，将精囊完全分离，分离狄氏间隙至前列腺尖，使前列腺后侧面与直肠分离，进入前列腺直肠间隙，完全分离尿道后退出尿管，切断尿道，完整将前列腺切除。更换尿管沿尿道置入膀胱内，缝合膀胱颈及尿道前壁，并下拉缝合部分膀胱周围脂肪以减小吻合口张力，尿管水囊内置入 30 mL 盐水，适当加压牵引，可见膀胱颈口处大小适中，膀胱充盈良好，吻合口处无明显较大渗漏，放出盐水，将膀胱内血块冲洗干净，进一步查看无明显出血点，留置引流管 2 根，分别由两侧腹直肌外缘处穿刺口引出并缝合固定，缝合伤口。术后给予对症止血、预防感染、止痛、换药等治疗，逐次拔除两侧引流管，带尿管出院，出院后 2 周行膀胱造影，未见造影剂外泄，拔除尿管。前列腺癌根治术后病理结果：前列腺腺癌（图 19-5）。与穿刺病理一致，考虑临床分期：$T_{2c}N_0M_0$。前列腺腺癌（Gleason 评分：3+4=7 分，Ⅱ/Ⅴ组，可见 5 分结构＜ 5%），肿瘤位于前列腺双叶，可见神经侵犯，未见脉管内癌栓，未累及两侧精囊腺，上、下尿道断端及两侧输精管断端未见肿瘤。精囊腺组织未见肿瘤。免疫组化结果：34βE12（＋），P504S（－），P63（＋）；34βE12（－），P504S（＋），P63（－）。

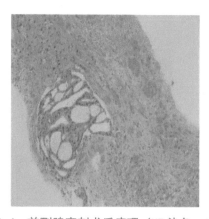

图 19-4　前列腺穿刺术后病理（HE 染色，×40）

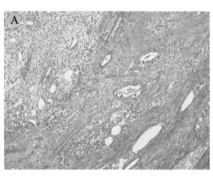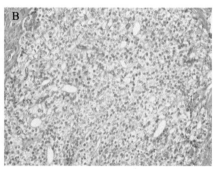

A. HE 染色，×100；B. HE 染色，×200。

图 19-5　前列腺癌根治术后病理

【随访】

患者术后行内分泌治疗，亮丙瑞林每 4 周皮下注射 1 支、比卡鲁胺每日口服 1 粒，每 4 周于门诊复查一次前列腺特异性抗原、肝肾功能、性激素水平、骨扫描、胸部及泌尿系 CT 等，复查期间良好。

病例分析

患者 A

1. 病例特点

（1）患者为老年男性，慢性起病，病程长。

（2）临床表现：患者 1 个月前体检时发现 PSA 升高，伴尿频、尿急、尿痛、夜尿增多等症状，无发热、血尿、腹痛等，后至外院就诊，PSA 为 6.68 ng/mL。

（3）既往史：梅毒病史 8 年，已行规律治疗，现梅毒甲苯胺红不加热血清试验为 1 ∶ 2。有手术史，4 年前因"阑尾炎"曾在外院行阑尾切除术。

（4）体格检查：双肾区无红肿，无隆起，双肾未触及，双肾区无叩击痛，双侧未闻及血管杂音。双侧输尿管走行区无压痛，未触及肿物。膀胱区无隆起，无压痛。外阴成人型，未见异常分泌物。双侧腹股沟淋巴结未触及肿大，双侧锁骨上淋巴结未触及肿大。直肠指检可触及前列腺增大，能触及边界，表面光滑，质韧，中央沟变浅，肛门括约肌无松弛，指套退出无染血。

（5）辅助检查：前列腺增强 MRI 提示前列腺增生。

2. 诊疗思路分析

患者高龄，PSA 有增高且小于 10 ng/mL，处于 PSA 灰区内，前列腺 MRI 提示前列腺增生，为明确诊断行超声引导下经直肠前列腺穿刺活检，穿刺后病理回报为良性前列腺增生。患者术后长期口服非那雄胺及坦索罗辛药物治疗前列腺增生，术后 3 个月及半年于门诊复查，总 PSA 及游离 PSA 均正常。

3. 多学科讨论

（1）患者 PSA 增高诊断明确，排除手术禁忌后行穿刺活检，我院手术为通过直肠穿刺，术前需清洁肠道，行肠道准备，围手术期应用抗生素预防感染。结合前列腺增强 MRI 及前列腺特异性抗原等检查结果，考虑患者前列腺增生可能性较大，行超声引导下经直肠前列腺穿刺活检术，术后病理回报为良性前列腺增生，与术前判断一致，给予患者口服药物治疗前列腺增生。

（2）有梅毒病史，入院后复查梅毒甲苯胺红不加热血清试验为 1∶2，考虑为梅毒已治愈，告知患者定期复查梅毒荧光抗体吸附试验及梅毒甲苯胺红不加热血清试验。术前检查 HIV 抗体阳性，给予长期口服抗病毒药物治疗。需定期复查辅助性 T 细胞亚群及 HIV 病毒载量。

患者 B

1.病例特点

（1）患者为老年男性，慢性起病，病程长。

（2）临床表现：患者半个月前因感会阴部不适于当地医院就诊，检查发现 PSA 增高，无明显尿频、尿急，无尿痛、肉眼血尿，无发热、消瘦、腹痛、腹泻、恶心。患者于外院就诊，查总 PSA 82.55 ng/mL，查骨扫描未见明显异常。

（3）既往史：有 2 型糖尿病病史 20 余年，平时应用胰岛素治疗，有丙肝病史 3 年余，目前规律治疗，有隐性梅毒病史 2 年余，梅毒甲苯胺红不加热血清试验阳性反应（1 : 2），有手术史，5 年前因"右侧腹股沟疝"于外院行右侧腹股沟疝修补术。

（4）体格检查：双肾区无隆起，双肾未触及，双肾及双侧输尿管走行区无压痛、叩击痛，耻骨上叩诊鼓音，压痛阴性，外生殖器无畸形，尿道外口无狭窄，双侧睾丸、附睾、输精管未见明显异常。直肠指检：前列腺 Ⅱ 度增生，表面光滑，无压痛，右侧可触及结节，大小约 1 cm × 1 cm，中央沟变浅，肛门括约肌紧张。

（5）辅助检查：穿刺病理回报前列腺腺癌。根治术后病理回报前列腺腺癌，Gleason 评分：3+4=7 分。

2.诊疗思路分析

患者高龄，无特殊不适，实验室检查 PSA 增高，影像学检查提示前列腺癌，行穿刺后病理学检查提示前列腺腺癌（Gleason 评分：3+4=7 分）。根据《前列腺癌诊疗规范（2018 年版）》，建议患者行前列腺癌根治性手术治疗。根治术后病理回报为前列腺腺癌（Gleason 评分：3+4=7 分），TNM 分期为 $T_{2c}N_0M_0$，告知患者及其家属情况后，建议行亮丙瑞林、比卡鲁胺内分泌治疗。

3. 多学科讨论

（1）患者 PSA 增高诊断明确，排除手术禁忌后行穿刺活检，此例手术通过直肠穿刺，术前需清洁肠道，行肠道准备，围手术期应用抗生素预防感染。结合前列腺特异性抗原检查结果，考虑患者前列腺恶性肿瘤可能性较大，行超声引导下经直肠前列腺穿刺活检术，术后病理回报前列腺腺癌，与术前判断一致。告知患者及其家属相关情况后，限期行前列腺癌根治术。术中熟悉解剖，防止职业暴露，严格止血，合血备用，此处手术易损伤直肠，术前需清洁肠道，行肠道准备，围手术期应用抗生素预防感染。术后根据盆腔引流情况逐次拔除引流管，膀胱造影无造影剂外泄，尿道吻合口愈合良好，拔除尿管。根治术后病理与穿刺病理一致，TNM 分期为 $T_{2c}N_0M_0$，行亮丙瑞林、比卡鲁胺内分泌治疗。

（2）患者有隐性梅毒病史，入院后复查梅毒甲苯胺红不加热血清试验为 1 ： 2，梅毒血清特异性抗体测定阳性反应，需定期复查梅毒荧光抗体吸附试验、梅毒甲苯胺红不加热血清试验。患者有丙肝病史，需定期复查肝功能、血清抗原和抗体等。

刘庆军教授病例点评

筛查是检测早期前列腺癌的重要方法，能增加治愈性治疗的机会，能有效改善前列腺癌患者的预后。良性前列腺增生是中老年男性最常见的慢性疾病，严重影响患者的生活质量。前列腺特异性抗原、多参数磁共振等检测手段在前列腺癌及前列腺增生诊断中取得了较大的进展，但前列腺穿刺活检依然是确诊疾病的金标准。

前列腺初次穿刺活检适应证：①经直肠指检（digital rectal

examination，DRE）发现前列腺可疑结节；②经直肠超声（transrectal ultrasonography，TRUS）或前列腺 MRI、CT 发现可疑病灶；③血清总 PSA > 10 ng/L；④当血清总 PSA 为 4 ～ 10 ng/L 时，PSA 比率＜0.16 和（或）前列腺特异性抗原密度（prostate-specific antigen density，PSAD）> 0.15 和（或）前列腺特异性抗原速率（prostate specific antigen velocity，PSAV）> 0.75 ng/（L·a）；⑤其他前列腺肿瘤标志物结果异常，如尿液前列腺癌抗原 3（prostate cancer antigen 3，PCA3）阳性；⑥诊断有转移性疾病提示的前列腺癌。

初次穿刺的病理结果若为阴性，但直肠指检、PSA 或者其他检查结果提示疑似癌变时，可考虑重复前列腺穿刺。目前可重复穿刺的适应证还无统一的规范，根据 2016 年《前列腺穿刺中国专家共识》，可重复穿刺的情况为：①首次穿刺病理发现非典型性增生或高级别 PIN，尤其是多针病理结果；②复查 PSA > 10 μg/L；③复查血清总 PSA 为 4 ～ 10 μg/L，且 PSA 比率、PSAD、DRE 或影像学表现异常，如 TRUS 或 MRI 检查提示可疑癌灶，可在影像融合技术下行兴趣点的靶向穿刺；④ PSA 4 ～ 10 μg/L，PSA 比率、PSAD、DRE 及影像学表现均正常的情况下，每 3 个月复查一次 PSA，如 PSA 连续 2 次 > 10 μg/L，或 PSAV > 0.75 μg/（L·a）。重复穿刺的间隔时间目前尚不统一，一般两次穿刺的时间间隔至少要 3 个月。

前列腺穿刺目前有经直肠前列腺穿刺活检术及经会阴前列腺穿刺活检术 2 种，都是在超声引导下进行，2 种手术方式目前对前列腺癌及前列腺增生的诊断率并无差异，在不良反应率上也无差异，操作者可依据实际的临床情况选择合适的穿刺方式，目前我院开展的是超声引导下经直肠前列腺穿刺活检术。

【参考文献】

[1] TAWIFK A. Prostate-specific antigen（PSA）-based population screening for prostate cancer：an economic analysis. Ont Health Technol Assess Ser，2015，15（11）：1-37.

[2] 梁桂锋，罗杰鑫，卢建军，等．298 例中老年良性前列腺增生患者生活质量及影响因素调查分析．实用预防医学，2020，27（6）：721-723.

[3] 傅强，韩邦旻，刘振湘，等．前列腺穿刺活检专家共识．中华男科学杂志，2022，28（5）：462-470.

[4] 中华医学会病理学分会泌尿与男性生殖系统疾病病理学组．前列腺癌规范化标本取材及病理诊断共识（2021 版）．中华病理学杂志，2021，50（9）：994-1001.

[5] 高旭．前列腺穿刺中国专家共识．中华泌尿外科杂志，2016，37（4）：241-244.

[6] 中国抗癌协会泌尿男生殖系统肿瘤专业委员会前列腺癌学组．前列腺癌筛查中国专家共识（2021 年版）．中国癌症杂志，2021，31（5）：435-440.

[7] DAS C J，RAZIK A，SHARMA S，et al. Prostate biopsy：when and how to perform. Clin Radiol，2019，74（11）：853-864.

（梁雨润　整理）

第四章 泌尿系结石及其他疾病

病例 20　泌尿系结石合并 HIV 感染 2 例

病历摘要 – 患者 A

【基本信息】

患者男性，40 岁，主因"发现左肾结石半年"门诊入院。

现病史：患者于半年前体检发现左肾结石，无尿频、尿急、尿痛，无肉眼血尿等症状，无恶心、呕吐，无发热、乏力、腰酸、腰痛等不适。近日来我院就诊查泌尿系 CT 示左肾结石，大小约 2.4 cm×1.6 cm，伴左侧上段输尿管、肾盂、肾盏扩张积水，周围见渗出及索条，建议治疗后复查；左肾上极复杂囊肿。现为求进一步手术碎石治疗，门诊以"左肾结石"收入我科。患者自发病以来，神志清，精神可，无明显体重减轻。

既往史：2 型糖尿病病史 3 年，平时口服阿卡波糖片控制，自诉血糖控制好；HIV 感染病史 2 年，规律口服拉米夫定片 300 mg 每日一次、富马酸替诺福韦二吡呋酯片 300 mg 每日一次、依非韦伦片 200 mg 每日一次，病毒载量测不出。

个人史：生于原籍并久居，无地方病疫区居住史，无传染病疫区生活史，无冶游史，否认吸烟史，否认饮酒史。已婚。

【体格检查】

生命体征平稳，双肾区无隆起，双肾未触及，双侧肾区无压痛、叩击痛，双侧输尿管走行区无压痛、叩击痛。膀胱区无隆起，无压痛。双侧腹股沟淋巴结未触及肿大。外生殖器无畸形，尿道外口无狭窄。

【辅助检查】

实验室检查：血常规、尿常规、便常规、肝肾功能、电解质、凝血功能等无明显异常；辅助性 T 细胞亚群：淋巴细胞 1784 个 /μL，T 淋巴细胞 1272 个 /μL，CD8$^+$T 淋巴细胞 545 个 /μL，CD4$^+$T 淋巴细胞 695 个 /μL，CD4$^+$T 淋巴细胞 /CD8$^+$T 淋巴细胞 1.28；HIV 病毒载量未检测到。

影像学检查：泌尿系 CT 平扫（图 20-1）示左肾盂内可见多发团块状高密度结石影，大小约 2.4 cm × 1.6 cm，伴左侧上段输尿管、肾盂、肾盏扩张积水，周围见渗出及索条；左肾上极可见囊性低密度影，边缘可见钙化；右肾和双侧肾上腺位置、形态和密度未见明显异常，双侧肾周筋膜未见明显增厚。后腹膜未见明显肿大淋巴结影，腹腔内未见明显积液。膀胱充盈不佳。前列腺及双侧精囊腺未见明显异常。直肠轮廓光整，腔内见气体影。盆腔内未见肿大淋巴结影。

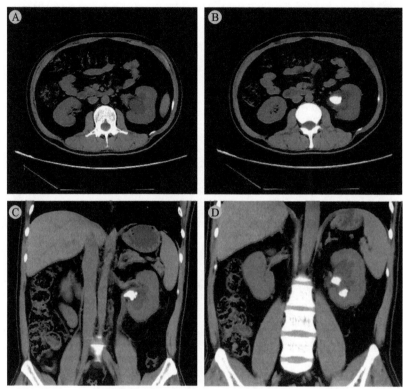

A. 结石导致左肾积水；B ~ D. 结石大小及位置。

图 20-1　泌尿系 CT 平扫

【诊断】

左肾结石，泌尿系感染，HIV 感染，2 型糖尿病。

【治疗经过】

患者入院完善检查，术前准备后行输尿管支架管置入术，1 周后在麻醉下行经尿道输尿管软镜钬激光碎石术，手术经过如下：置入输尿管镜入膀胱，可见左侧输尿管支架管位置良好，导入异物钳，将支架管取出，再次置入输尿管镜，沿导丝置入左侧输尿管内，向上探查到肾盂处，未见明显异常，退出输尿管镜，沿导丝置入扩张

鞘、输尿管软镜鞘，置入软镜到肾盂内，可见肾盂内黄褐色结石约
2.5 cm 大小，予以钬激光逐渐将其击碎，查看未见明确较大结石，
碎石最大约 2 mm 左右，导入取石网篮，将部分结石套取出体外，可
见各盏内仍有较多较小碎石，无法完全取出，查无明显出血及较大
结石，予以撤出镜鞘，沿导丝置入支架管一根，查看位置良好，退
出镜体，留置导尿管。术后给予解痉、止痛、补液、预防感染等治
疗，患者术后恢复良好。

【随访】

患者术后 1 个月来我院拔除输尿管支架管，复查泌尿系 CT 示最
大结石直径小于 4 mm。

📋 病历摘要 – 患者 B

【基本信息】

患者女性，62 岁，主因"间断双侧腰腹部疼痛 2 年"门诊入院。

现病史：患者于 2 年前无明显诱因出现腰腹部疼痛，自述无肉
眼血尿，无尿频、尿急、尿痛，无恶心、呕吐，无发热、乏力等症
状。曾于当地医院就诊，泌尿系 CT 示双肾结石，1 年前就诊于我院
行右侧输尿管镜碎石＋左侧输尿管支架管置入术，结石尚未完全处
理。今为求进一步诊治就诊于我院，门诊以"左肾结石"收入我科。
患者自发病以来，一般情况尚可，饮食、睡眠尚可，大小便正常。

既往史：高血压病史 2 年，血压最高达 220/110 mmHg，口服药
物治疗，自诉血压控制尚可；HIV 感染病史 2 年，规律服用抗病毒
药物治疗。否认冠心病、糖尿病病史，否认食物、药物过敏史，有
输尿管镜碎石手术史，否认外伤史。

个人史：生于原籍并久居，无地方病疫区居住史，无传染病疫区生活史。无吸烟、饮酒史。已婚，已育。

【体格检查】

双肾区无隆起，双肾未触及，双肾区压痛、叩击痛阳性，双侧输尿管走行区无压痛、叩击痛。膀胱区无隆起，无压痛。双侧腹股沟淋巴结未触及肿大。外生殖器无畸形，尿道外口无狭窄。

【辅助检查】

实验室检查：血常规、尿常规、便常规、肝肾功能、电解质、凝血功能等无明显异常；辅助性 T 细胞亚群：淋巴细胞 2284 个 /μL，T 淋巴细胞 1647 个 /μL，CD8+T 淋巴细胞 960 个 /μL，CD4+T 淋巴细胞 625 个 /μL，CD4+T 淋巴细胞 /CD8+T 淋巴细胞 0.65；HIV 病毒载量：未检测到。

影像学检查：泌尿系 CT 平扫（图 20-2）示双侧肾盂内见结节状、鹿角状高密度影，双侧肾盂、输尿管扩张、壁弥漫增厚，周围脂肪模糊，双肾实质略变薄。膀胱充盈可，壁光整，腔内未见明显充盈缺损。

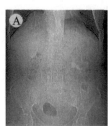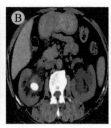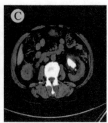

A. 结石术前的 KUB；B、C. 结石术前的 CT。

图 20-2　泌尿系 CT 平扫

【诊断】

双肾结石，泌尿系感染，高血压 3 级（很高危），HIV 感染。

【治疗经过】

患者入院完善相关检查，排除手术禁忌，于麻醉下先行右肾输尿管镜碎石术＋左侧输尿管支架管置入术，手术顺利，术后1年患者返院行左侧经皮肾镜碎石术＋右侧输尿管支架管取出术，手术顺利。患者术后恢复可。

经尿道输尿管镜碎石术记录：置入输尿管镜，观察膀胱黏膜无充血、小梁、憩室等异常改变，膀胱内未见肿瘤及结石，双侧输尿管口位置正常，形状正常，可见喷尿，右侧输尿管支架管置入状态。置入输尿管镜异物钳，随镜体一并拔除右侧输尿管支架管。重新寻找右侧输尿管口，置入导丝，球囊扩张套件预扩张输尿管后放置镜鞘，软镜下观察右侧肾盂、输尿管连接部有一枚直径约2.5 cm黄褐色结石，给予激光光纤碎石，将结石碎成细小颗粒后套石篮取出，观察肾盂及各肾盏，未见明显结石颗粒残留，留置导丝，导丝引导下置入双J管一枚于左侧输尿管内，撤镜，留置导尿管，术毕。

经皮肾镜碎石手术记录：置入膀胱镜，观察膀胱黏膜无充血、小梁、憩室等异常改变，膀胱内未见肿瘤及结石，双侧输尿管口位置正常，形状正常，可见喷尿，双侧输尿管支架管置入状态。置入输尿管镜异物钳，随镜体一并拔除双侧输尿管支架管。膀胱镜下于左输尿管内逆行置入输尿管导管，后转俯卧位，于左腰背处常规消毒铺巾，贴皮肤膜。于腋后线与12肋交界处用超声定位，可见左肾盂结石，左肾积水，选定穿刺点，在超声引导下用20G的穿刺针穿入扩张的肾盏，见有清亮的尿液流出，进入泥鳅导丝置入肾盂，退出穿刺针，用手术刀于穿刺点处破皮，沿导丝进入扩皮器，逐次使用F8～F16的扩皮器，留置Peal-away导管鞘，经鞘进入F8/9.8的输尿管硬镜进至肾盂，见多发淡褐色结石，采用超声气压弹道碎石机进行碎石，碎石后采用超声负压将碎石吸出，同时进行冲洗，可见有很多细小的结石流出。逐次观察肾盂、肾盏及上段输尿管无明显的残留结石，完整撤出输尿管导管。经皮肾镜逆行置入双J管，下至膀胱、上至肾盂，撤出导丝导管鞘，于肾盂处留置硅胶引流管，撤出导管鞘，缝合切口处。术毕。

术后泌尿系CT平扫如图20-3所示。

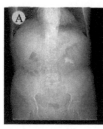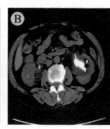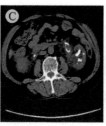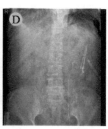

A：右侧软镜碎石术后的KUB；B、C：右侧软镜碎石术后的CT；D：左侧经皮肾镜碎石术后的KUB。

图20-3 术后泌尿系CT平扫

【随访】

患者术后1月余来我院拔除双侧输尿管支架管，复查泌尿系CT示最大结石直径小于4 mm。

病例分析

患者A

1.病例特点

（1）患者为青年男性，隐匿起病，病程长。

（2）临床表现：患者于半年前体检发现左肾结石，无尿频、尿急、尿痛，无肉眼血尿等症状，无恶心、呕吐，无发热、乏力、腰酸、腰痛等不适。近日来我院就诊查泌尿系CT示左肾结石，伴左侧上段输尿管、肾盂、肾盏扩张积水，周围见渗出及索条，建议治疗后复查；左肾上极复杂囊肿。

（3）既往史：2 型糖尿病病史 3 年，平时口服阿卡波糖片控制，自诉血糖控制好；HIV 感染病史 2 年，规律服用抗病毒药物治疗。

（4）体格检查：双肾区无红肿，无隆起，双肾未触及，双肾区无压痛、叩击痛，未闻及血管杂音；双侧输尿管走行区无压痛，未触及肿物。膀胱区无隆起，无压痛。双侧腹股沟淋巴结未触及肿大。

（5）辅助检查：泌尿系 CT 示左肾结石，伴左侧上段输尿管、肾盂、肾盏扩张积水，周围见渗出及索条，建议治疗后复查。

2. 诊疗思路分析

（1）患者为青年男性，隐匿起病，病程长，无任何不适症状，左肾结石诊断明确，大小约 2.4 cm×1.6 cm，根据患者目前的结石大小，采用药物排石疗法治疗效果较差，体外冲击波碎石术、经皮肾镜碎石取石术、输尿管软镜碎石术、开放取石都是可选择的治疗方式。既往患者有 HIV 感染史，因其自身免疫功能减退，围手术期的整体管理至关重要，我们采用分期输尿管软镜碎石术，术前留置输尿管支架管 1 周，预扩张输尿管后行经尿道钬激光碎石术，术后留置输尿管支架管。

（2）鉴别诊断：①肾盂癌：该病多以肉眼血尿为首发表现，B 超及 CT 提示肿瘤位于肾盂内，呈低回声或低密度，增强后有强化，IVP 提示肾盂内有充盈缺损。膀胱镜检查可见输尿管开口处血液喷出。本患者无上述表现，暂不考虑。②肾结核：一般有结核病史，以及尿频、尿急、尿痛、腰痛、低热、乏力、盗汗、消瘦等症状，造影可见肾盂呈虫蚀样改变，CT 可见钙化、积水。本患者无上述表现，暂不考虑。③肾肿瘤：该病患者可有腰痛、血尿，查体可见肾区肿块，B 超可见肾实质内中低回声占位，内可见血流信号，

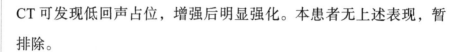

CT 可发现低回声占位，增强后明显强化。本患者无上述表现，暂排除。

（3）嘱患者结石术后适当多饮水，定期复查泌尿系超声。

3. 多学科讨论

（1）患者左肾结石诊断明确，有手术指征，应积极手术治疗，手术方式为经尿道输尿管软镜钬激光碎石术，在手术中应注意冲水速度、冲洗量、出血情况、手术时间、血管及周围组织损伤情况，术后注意延迟性出血、感染可能。

（2）HIV 感染者因其自身免疫功能的减退，需加强围手术期的整体管理，严格控制手术时间。患者既往 HIV 感染病史 2 年，且已规律治疗，CD4$^+$T 淋巴细胞 695 个 /μL，CD4$^+$T 淋巴细胞 /CD8$^+$T 淋巴细胞 1.28；HIV 病毒载量未检测到。无明确手术禁忌证，术后应用抗生素，注意感染风险。

患者 B

1. 病例特点

（1）患者为老年女性，隐匿起病，病程长。

（2）临床表现：患者于 2 年前无明显诱因出现腰腹部疼痛，自述无肉眼血尿，无尿频、尿急、尿痛，无恶心、呕吐，无发热、乏力等症状。曾于当地医院就诊，泌尿系 CT 示双肾结石，1 年前就诊于我院行右侧输尿管镜碎石 + 左侧输尿管支架管置入术，结石尚未完全处理。

（3）既往史：高血压病史 2 年，血压最高达 220/110 mmHg，口服药物治疗，自诉血压控制尚可；HIV 感染病史 2 年，规律服用抗病毒药物治疗。

（4）体格检查：双肾区无隆起，双肾未触及，双肾区压痛、叩击痛阳性，双侧输尿管走行区无压痛、叩击痛。外生殖器无畸形，尿道外口无狭窄。

（5）辅助检查：泌尿系 CT 示双侧肾盂内见结节状、鹿角状高密度影，双侧肾盂、输尿管扩张，壁弥漫增厚，周围脂肪模糊，双肾实质略变薄。膀胱充盈可，壁光整，腔内未见明显充盈缺损。

2. 诊疗思路分析

（1）患者为老年女性，隐匿起病，病程长，有腰痛症状，CT 显示双侧肾盂内见结节状、鹿角状高密度影。患者双肾结石诊断明确，处理原则为先治疗容易处理且安全的一侧。根据结石的大小，先行右肾输尿管软镜碎石术，择期行左侧经皮肾镜碎石术。

（2）鉴别诊断：与患者 A 的鉴别诊断一致。

（3）嘱患者术后适当多饮水，定期复查泌尿系超声，以防结石复发。

3. 多学科讨论

（1）患者双肾结石诊断明确，既往有 HIV 感染病史，根据双侧上尿路结石治疗原则，一般先治疗容易处理且安全的一侧，先通过输尿管软镜处理右肾结石，二期行经皮肾镜处理左肾结石，经皮肾镜碎石术中、术后出血风险较高，需术前备血，术中熟悉解剖，轻柔操作，防止周围脏器损伤，防止职业暴露，围手术期预防性使用抗生素。

（2）做好免疫评估，应严格控制择期手术的开展，继续针对 HIV 感染进行规范治疗，HIV 感染者因其自身免疫功能的减退，需加强围手术期的整体管理。严格控制手术时间。患者既往 HIV 感染病史 2 年，且已规律治疗，CD4$^+$T 淋巴细胞 625 个 /μL，CD4$^+$T 淋巴细胞 /CD8$^+$T 淋巴细胞 0.65；HIV 病毒载量未检测到。无明确手术禁

笔记

忌证，术后应用抗生素，注意感染风险。

纪世琪教授病例点评

肾结石是一种临床上常见的泌尿系统疾病，这种疾病的发生与多种因素密切相关，如种族、年龄、性别、环境因素、饮食习惯及遗传等，如果患者没有及时接受有效的治疗，其肾结石症状会进一步加重，严重时有可能导致患者最终发展为尿毒症，甚至是肾脏肿瘤，对患者的生命安全造成极大的威胁。治疗选择方面有药物排石、体外冲击波碎石术、经皮肾镜碎石取石术、输尿管软镜碎石术、开放取石、溶石治疗等。体外冲击波碎石术是目前直径≤ 20 mm或表面积≤ 300 mm^2 肾结石的首选，经皮肾镜碎石取石术适应证较宽，包括体外冲击波碎石术难以粉碎及治疗失败、直径≥ 20 mm或大部分原先需开放手术的巨大肾结石，但是经皮肾镜碎石取石术实施需具备相当的经验，并发症主要有出血及肾周脏器损伤，肾周脏器损伤多为胸膜、肝脾或结肠穿刺伤；开放性手术近年来应用已显著减少。现阶段输尿管软镜在临床上的应用也越来越广泛，这种治疗方式具有微创性，对于不同的患者来说，均有良好的适应证，能够满足不同患者的治疗需求，这种方式在临床应用中的优点包括康复速度较快，并且患者的并发症较少，具有较高的结石清除率。在进行患者的临床治疗时，不可单纯将某一种手术方案作为患者治疗的重要标准，需要根据患者的个体状况，做出相应的手术方案选择，本病例患者 A、患者 B 均为肾结石，在诊断上通过 CT 很容易明确，但在处理方式上有所不同，对于双肾结石，处理原则一般先治疗容易处理且安全的一侧。研究表明，感染 HIV 后，患者会出现免疫抑制和慢性免疫活化，从而增加患恶性肿瘤风险，且各个系统均可发生，术前患者免疫状态的评估、术后感染的控制等成了医疗临床工作者关注的焦点，在免疫评估方面，当前对 HIV 感染患者手术指征的把握主要是根据 $CD4^+T$ 淋巴细胞计数水平，它是评估免疫功能的重要指标。HIV 感染 / 艾滋病患者 $CD4^+T$ 淋巴细胞＜ 200 个 /μL 时发生脓毒症的风险较大。将 $CD4^+T$ 淋巴细胞＞ 200 个 /μL 作为复杂性结石行经皮肾镜碎石术的重要条件，可降低机会性感染发生率，减少术后感染的风险。当 $CD4^+T$ 淋巴细胞计数较低时，应严格控制择期手术的开展，继续针对 HIV 感染进行规范治疗，等到术前机会性感染因素纠正后再开展手术。HIV 感染者因其自身免疫功能的减退，需加强围手术期的整体管理，严格控制手术时间。对于碎石负荷较大的患者，可通过留置肾造瘘管保留通道，择期二次手术治疗为宜。

【参考文献】

[1] PIETROPAOLO A，REEVES T，ABOUMARZOUK O，et al. Endourologic management（PCNL，URS，SWL）of stones in solitary kidney：a systematic review from European Association of Urologists Young Academic Urologists and Uro-Technology Groups. Videourology，2020，34（1）：7-17.

[2] 单保华，向振东，龚年东，等 . 电子输尿管软镜与纤维输尿管软镜联合钬激光治疗肾结石的对比研究 . 中国微创外科杂志，2021，12（7）：629-633.

[3] VALLABHA T，DHAMANGAONKAR M，SINDGIKAR V，et al. Clinical profile of surgical diseases with emergence of new problems in HIV+ individuals. Indian J Surg，2017，79（1）：29-32.

[4] HOFFMANN C，HENTRICH M，GILLOR D，et al. Hodgkin lymphoma is as

common as non-Hodgkin lymphoma in HIV-positive patients with sustained viral suppression and limited immune deficiency: a prospective cohort study. HIV Med, 2014, 16 (4): 261-264.

（袁鹏飞　整理）

病例 21　精囊结石合并 HBV 感染

病历摘要

【基本信息】

患者男性，38 岁，主因"间断血精 4 年余"门诊入院。

现病史：患者 4 年前无明显诱因出现精液带血，为鲜红色，偶感阴茎根部不适，无射精痛，无尿频、尿急、尿痛，无腰痛，无发热、乏力，口服抗生素治疗后症状缓解，但精液呈暗红色，且上述症状间断发作，现为进一步诊治，门诊以"血精"收入院。患者自发病以来，神清，精神可，大便正常，饮食、睡眠良好，体重无明显减轻。

既往史：乙型病毒性肝炎病史 4 年，规律服用药物治疗；否认高血压、心脏病、2 型糖尿病等慢性疾病史。否认结核病等传染病病史。预防接种史不详。否认手术、外伤史。否认输血史。否认药物、食物过敏史，否认其他接触物过敏史。

个人史：生于原籍并久居，无地方病疫区居住史，无传染病疫区生活史。无吸烟、饮酒史。已婚，育 2 女。

【体格检查】

生命体征平稳，双肾区无红肿，无隆起，双肾未触及，双肾区无压痛、叩击痛，未闻及血管杂音。双侧输尿管走行区无压痛，未触及肿物。膀胱区无隆起，无压痛。双侧腹股沟淋巴结未触及肿大，双侧锁骨上淋巴结未触及肿大。直肠指检可触及前列腺稍增大，能触及边界，表面光滑，质韧，中央沟存在，肛门括约肌无松弛，指套退出无染血。

【辅助检查】

实验室检查：血常规、尿常规、便常规、肝肾功能、电解质、凝血功能等无明显异常。HBV DNA 未检测到。

影像学检查：前列腺 MRI（图 21-1）示前列腺大小和形态正常，右侧外周叶可见局限性 T_2WI 高信号，增强扫描后，呈低强化。双侧精囊腺不对称，左侧精囊腺略小，其内可见斑点及斑片状 T_1WI 高信号，增强扫描后，双侧精囊腺腺壁可见强化。

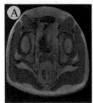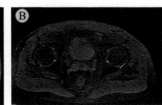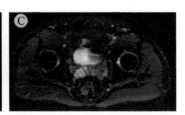

A. T_1 期；B. T_2 期；C. DWI 期。

图 21-1　前列腺 MRI

【诊断】

血精原因待查、精囊结石？精囊炎？慢性乙型病毒性肝炎，泌尿系感染。

【治疗经过】

患者入院后完善血尿常规、生化、泌尿系超声等检查。患者间断血精，口服抗生素治疗效果差，有手术指征，完善术前准备后于全麻下行经尿道射精管切开术＋精囊结石激光碎石术，手术过程如下：顺利置入 Fr 4.5 精囊镜，进镜至精囊开口处，未见明确射精管开口，在导丝引导下进入前列腺小囊，见前列腺小囊内黏膜粗糙隆起，沿前列腺小囊底部 5 点、7 点处用激光切开射精管，沿导丝分别进镜见双侧精囊呈蜂窝状，可见凝固精液及多发结石，最大直径约 4 mm，未见肿瘤，用激光光纤将上述结石碎成细小颗粒，冲洗双侧精囊，至冲洗液清亮，查无明显活动性出血，撤镜，留置尿管。

【随访】

患者术后未再出现血精，精液分析结果均在正常范围内。

病例分析

1.病例特点

（1）患者为青年男性，隐匿起病，病程长。

（2）临床表现：患者4年前无明显诱因出现精液带血，为鲜红色，偶感阴茎根部不适，无射精痛，无尿频、尿急、尿痛，无腰痛，无发热、乏力，口服抗生素治疗后症状缓解，精液呈暗红色，上述症状间断发作。

（3）体格检查：双侧腹股沟淋巴结未触及肿大，双侧锁骨上淋巴结未触及肿大。直肠指检可触及前列腺稍增大，能触及边界，表面光滑，质韧，中央沟存在，肛门括约肌无松弛，指套退出无染血。

（4）辅助检查：前列腺MRI显示前列腺大小和形态正常，右侧外周叶可见局限性T_2WI高信号，增强扫描后，呈低强化。双侧精囊腺不对称，左侧精囊腺略小，其内可见斑点及斑片状T_1WI高信号，增强扫描后，双侧精囊腺腺壁可见强化。

2.诊疗思路分析

（1）患者间断血精4年，口服抗生素治疗后症状缓解但反复发作，为明确诊断需行精囊镜检查。

（2）鉴别诊断：①精囊结石：该病患者常无症状，有症状的患者主要表现为血精、射精疼痛、睾丸疼痛及会阴区不适，主要通过精囊镜检查确诊，本患者暂不能除外。②慢性前列腺炎：该病以盆腔不适或疼痛为主要表现，常伴有排尿不适，尿道灼热、排尿不尽感，偶可见精液异常及血精，一般尿常规、前列腺液检查可有白细胞增多，前列腺超声检查未见明显异常，本患者表现与慢性前列腺炎不相符，暂不考虑。③精囊癌：该病发病年龄在 40 岁以上，血精是最早期的症状，颜色呈鲜红色，精子减少或无精子，精液检查发现大量红细胞，无射精痛，疼痛位于腹股沟及睾丸，MRI 示肿物内实性组织为稍长 T_1、稍长 T_2 信号，而液性成分为均匀的明显稍长 T_1、T_2 信号。本患者 MRI 表现与之不符，暂不考虑。④急性精囊炎：该病好发于青壮年，发生时间较早，颜色呈鲜红色，精子计数减少，精液镜检可见大量红细胞、脓细胞，伴有严重射精痛，下腹剧痛类似腹膜炎，尿道分泌物增多，可有性功能障碍，直肠指检前列腺附近有触痛，精囊造影不清楚且边缘不规则，若治疗不及时可发展为慢性精囊炎，左氧氟沙星等抗生素对精囊炎治疗有效。本患者血精颜色为鲜红色，口服抗生素治疗后症状缓解，但血精症状未见改善，暂不除外该诊断。

（3）患者完善术前准备后行精囊镜检查，术中见精囊结石，考虑血精为精囊结石刺激所致，予以钬激光碎石。

3. 多学科讨论

（1）行精囊镜检查以排除精囊结石导致的顽固性血精，操作过程中冲水压力避免过高，能够看清视野即可，压力过高易损伤精囊上皮及精囊内环境，术后由于尿液反流容易出现附睾炎，留置尿管能够防止尿液反流，尿管常规留置至少 24 小时，如有损伤，留置时间应适当延长。

（2）患者既往慢性乙型肝炎病史多年，规律口服药物治疗，乙肝病毒载量未检测到，术前肝功能正常，术后注意肝功能变化。

刘庆军教授病例点评

血精在病因诊断上较为复杂，血精症通常自发出现，大多数患者没有任何先兆和其他症状，一般都笼统地认为是精囊炎所致。正常的精液呈乳白色，不含血，如果排出的精液变成粉红色、暗红色或夹带血丝则称为血精。引起血精的原因很多，凡是在精液输送过程中所经过的各部位组织发生病变，都可能引起血精，常见于前列腺炎、精囊炎、后尿道炎等。前列腺疾病是引起血精的常见原因，但不能将血精症与精囊炎画等号，对于血精病因的诊断，通常可以根据临床经验及不同病因的发病率，选择必要而又相对经济的检查，如血尿常规、前列腺液常规、B超等，这样可以简化诊断过程，但又不失准确度。诊断中询问病史很重要，了解血精的特征及伴随症状，了解是否有生殖器或会阴部的损伤及手术，有无凝血功能障碍，查体要注意睾丸、附睾、精索、尿道外口的情况。对于血精合并精囊结石的患者，我们在打开通道进入精囊解除梗阻后，务必要彻底清除结石。小块结石可以通过适当加大水压直接冲出，或者使用套石篮取出，对于直径较大的结石，可在钬激光碎石后随冲洗液排出。本病例患者间断血精，术后确诊为精囊结石引起的顽固性血精。

【参考文献】

[1] SUH Y, GANDHI J, JOSHI G, et al. Etiologic classification, evaluation, and management of hematospermia. Transl Androl Urol, 2017, 6（5）: 959-972.

[2] MATHERS M J，DEGENER S，SPERLING H，et al. Hematospermia-a symptom with many possible causes. Dtsch Arztebl Int，2017，114（11）：186-191.

[3] CHEN R，WANG L，SHENG X，et al. Transurethral seminal vesiculoscopy for recurrent hemospermia：experience from 419 cases. Asian J Androl，2018，20（5）：438-441.

（袁鹏飞　整理）

病例 22　输尿管息肉致肾盂积水合并 HIV 感染

 病历摘要

【基本信息】

患者女性，40岁，主因"发现右肾盂积水1年"门诊入院。

现病史：患者于1年前检查发现右肾盂积水，无明显发热、寒战，无腰酸、腰痛，无腹痛、腹胀，无明显尿频、尿急、尿痛，无肉眼血尿。未进一步诊治，定期复查。近日感右侧腰部不适，仍无发热、寒战，无明显血尿，进一步复查泌尿系 CT 平扫＋增强显示右侧中下段输尿管未见明显造影剂充盈，其上段输尿管及右肾盂轻度积水。为求进一步诊治，门诊以"右肾积水，原因待查"收入院，自发病以来，患者神志清，精神可，无体重减轻。

既往史：有 HIV 感染病史2年，规律服用抗病毒药物治疗。否认高血压、冠心病、糖尿病病史，否认其他传染病病史，否认食物、药物过敏史，否认手术、外伤史。

个人史：生于原籍并久居，无地方病疫区居住史，无传染病疫区生活史。无吸烟、饮酒史。已婚，已育。

【体格检查】

生命体征平稳，双肾区无隆起，双肾未触及，双肾及双侧输尿管走行区无压痛、叩击痛，耻骨上叩诊鼓音，压痛阴性，外生殖器无畸形，尿道外口无狭窄。

【辅助检查】

实验室检查：血常规、便常规、肝肾功能、电解质、凝血功能等无明显异常。尿常规：尿潜血 10+，尿白细胞 25+，尿蛋白（－）。辅助性 T 细胞亚群：淋巴细胞 1884 个 /μL，T 淋巴细胞 1747 个 /μL，$CD8^+T$ 淋巴细胞 910 个 /μL，$CD4^+T$ 淋巴细胞 615 个 /μL，$CD4^+T$ 淋巴细胞 /$CD8^+T$ 淋巴细胞 0.67；HIV 病毒载量：未检测到。

影像学检查：泌尿系增强 CT（图 22-1）示右侧中下段输尿管未见明显造影剂充盈，其上段输尿管及右肾盂轻度积水。

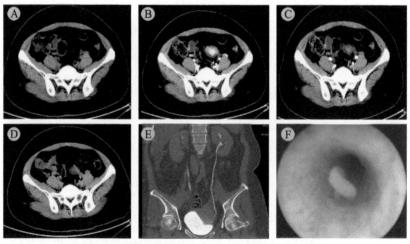

A. 平扫；B. 动脉期；C. 静脉期；D、E. 排泄期；F. 术中息肉。

图 22-1　泌尿系增强 CT

【诊断】

右输尿管息肉，右肾积水，泌尿系感染。

【治疗经过】

入院后完善术前相关检查，排除手术禁忌后行输尿管镜检查＋输尿管息肉钬激光切除，术后置入输尿管支架管，患者术后恢复良好，复查 KUB 可见支架管位置良好。手术记录如下：顺利置入输尿管镜至膀胱，向右找到输尿管口，置入导丝，沿导丝进入右侧输尿管内，向上观察整个输尿管，可见输尿管中段约 0.5 cm 大小息肉，向上探查至肾盂未见其他异常，予以钬激光将息肉从根部切除，查无明显出血，退出输尿管镜，沿导丝置入输尿管支架。

【随访】

患者术后 1 月余于我院拔除输尿管支架管，泌尿系超声提示肾输尿管积水明显减轻。

病例分析

1. 病例特点

（1）患者为青年女性，慢性起病，病程长。

（2）临床表现：患者于 1 年前检查发现右肾盂积水，无明显发热、寒战，无腰酸、腰痛，无腹痛、腹胀，无明显尿频、尿急、尿痛，无肉眼血尿。未进一步诊治，定期复查。近日感右侧腰部不适，无发热、寒战，无明显血尿。

（3）体格检查：双肾区无隆起，双肾未触及，双肾及双侧输尿管走行区无压痛、叩击痛，耻骨上叩诊鼓音，压痛阴性，外生殖器无畸形，尿道外口无狭窄。

（4）辅助检查：泌尿系增强 CT 示右侧中下段输尿管未见明显造影剂充盈，其上段输尿管及右肾盂轻度积水。

2. 诊疗思路分析

（1）患者主因发现肾盂积水 1 年入院，有右侧腰部不适，泌尿系增强 CT 示右侧中下段输尿管未见明显造影剂充盈，其上段输尿管及右肾盂轻度积水。根据患者的主诉、症状、个人史及泌尿系增强 CT 结果，考虑初步诊断为右肾盂积水原因待查，泌尿系增强 CT 显

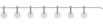

示右侧中下段输尿管未见明显造影剂充盈，可能为积水病因所在。

（2）鉴别诊断：①输尿管癌：该病患者多以肉眼血尿为首发表现，CT 提示输尿管内占位，平扫呈中低密度，增强后可强化。本患者影像学强化不明显，暂不能排除该诊断。②输尿管结石：该病患者可有腰腹绞痛、尿频、尿急、尿痛等症状，可见肉眼血尿，可有上端输尿管及肾盂积水，CT 可见输尿管内高密度结石影。本患者影像结果与之不符，暂不考虑。

（3）患者完善术前准备后在全麻下行输尿管镜检查，术中见输尿管中段息肉，用钬激光予以切除，术后置入输尿管支架管。

3. 多学科讨论

（1）患者右肾积水诊断明确，具有手术指征，完善术前准备后在全麻下行输尿管镜检查，术中熟悉解剖，轻柔操作，严格止血，术后置入输尿管支架管，防止输尿管粘连，严格无菌操作，围手术期预防性使用抗生素。

（2）HIV 感染者因其自身免疫功能的减退，需加强围手术期的整体管理。严格控制手术时间。术后应用抗生素，注意感染风险。患者 $CD8^+T$ 淋巴细胞 910 个 /μL，$CD4^+T$ 淋巴细胞 615 个 /μL，$CD4^+T$ 淋巴细胞 /$CD8^+T$ 淋巴细胞 0.67；HIV 病毒载量未检测到。无明显手术禁忌证，积极手术治疗。

韩志兴教授病例点评

本病例患者主因发现肾盂积水 1 年入院，泌尿系 CT 显示右侧中下段输尿管未见明显造影剂充盈，肾积水系尿路梗阻所致，故最根本的治疗措施是去除病因，患者积水病因明确，完善术前准备后在全麻下行输尿管镜检查＋输尿管息肉钬激光切除，解除梗阻症状。肾积水是因为尿路梗阻后肾盂、肾盏内尿液潴留，梗阻可发生在尿路任何部位，其原因是肾盂、输尿管连接部缺陷，尿路排泄道受阻或尿路外病变等。单肾积水梗阻多发生在上尿路，双肾积水梗阻多发生在下尿路。成人多由结石、肿瘤、炎性狭窄、结核引起。女性多与盆腔疾病有关，男性成年人多为前列腺增生，小儿多为先天性狭窄或畸形。输尿管息肉在早期无特有症状，当息肉增大到一定程度可引起输尿管不全或完全梗阻，造成肾盂积水才引起腰痛，并可继发出血、炎性变，甚至恶变，输尿管息肉大多位于输尿管上段，静脉肾盂造影常表现为输尿管内边界清楚、边缘光滑的长条或蚯蚓状充盈缺损，部分病例伴有肾盂积水及病变处以上的输尿管扩张，排泄期显示息肉的充盈缺损，有助于明确梗阻部位、范围。本病属良性肿瘤，可根据息肉的部位、大小及肾脏受累情况决定具体手术方式。单发的小息肉可采用局部息肉切除或电灼术；多发息肉或广基、环形生长的息肉，可行输尿管部分切除术。若病灶累及肾盂、输尿管扩张明显可行肾盂、输尿管成形术。病变广泛且肾功能尚可者可行回肠代输尿管术或自体肾移植术。输尿管镜能初步区分息肉及尿路的肿瘤，息肉多为长蒂之条状或葡萄状肿物，冲水时可漂动，为术前确诊该病的最好方法，输尿管息肉应该与输尿管癌、阴性结石及血凝块相鉴别。感染 HIV 后，患者会出现免疫抑制和慢性免疫活化，从而增加患恶性肿瘤风险，且各个系统均可发生，要做好患者术前免疫状态的评估。

【参考文献】

[1] 蒋少华，余良，孙航，等. 输尿管镜扩张法和钬激光内切开法治疗输尿管狭窄. 中国微创外科杂志，2015（5）：428-430.

[2] 陈帆粼，钟昕. 超声造影诊断输尿管息肉 1 例. 中国介入影像与治疗学，2022，19（1）：61-61.

[3] VALLABHA T，DHAMANGAONKAR M，SINDGIKAR V，et al. Clinical profile of surgical diseases with emergence of new problems in HIV+ individuals. Indian J Surg，2017，79（1）：29-32.

（袁鹏飞　整理）

病例 23 输尿管子宫内膜异位症致肾积水合并 HBV 感染

病历摘要

【基本信息】

患者女性，40岁，主因"发现右肾积水1个月"门诊入院。

现病史：患者1个月前体检时行腹部超声检查提示右肾积水，进一步行泌尿系增强 CT 示右输尿管下段及近膀胱入口可疑软组织密度影，右肾盂及输尿管扩张、积水，右肾轮廓不规则，建议进一步检查。患者无发热、腰痛、血尿，无尿频、尿痛，无恶心、呕吐等不适，为进一步诊治，就诊于我院门诊，门诊以"右输尿管占位"收入院。

既往史：乙肝病史6年，规律服用抗病毒药物治疗；高血压病史4年，口服替米沙坦、富马酸比索洛尔降压治疗，自诉血压控制可。2年前因巧克力囊肿行子宫切除术。否认冠心病、糖尿病病史，否认其他传染病病史，海鲜过敏，否认药物过敏史，否认外伤史。

个人史：生于原籍并久居，无地方病疫区居住史，无传染病疫区生活史。无吸烟、饮酒史。已婚，已育。

【体格检查】

生命体征平稳，双肾区无红肿，无隆起，双肾未触及，双肾区无压痛、叩击痛，未闻及血管杂音。双侧输尿管走行区无压痛，未触及肿物。膀胱区无隆起，无压痛。双侧腹股沟淋巴结未触及肿大。

【辅助检查】

实验室检查：血常规、尿常规、便常规、肝肾功能、电解质、凝血功能等无明显异常。HBV DNA 未检测到。

影像学检查：泌尿系增强 CT（图 23-1）示右输尿管下段及近膀胱入口软组织密度影，伴以上右肾盂及输尿管扩张、积水，结合病史，考虑右输尿管炎症改变，恶性不除外，建议结合临床进一步检查；膀胱前壁局部增厚，且见结节样软组织密度影，考虑为炎性改变？恶性病变待除外。右肾灌注减低，考虑功能减退，请结合临床进一步检查。子宫切除术后改变，双侧附件区及膀胱周围异常囊实性灶，考虑为巧克力囊肿伴部分机化？胆囊壁略增厚；不均质脂肪肝？后腹膜稍肿大淋巴结。

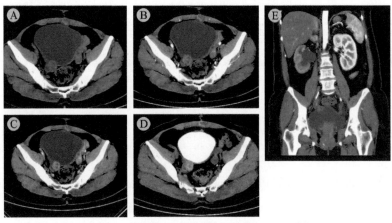

A. 平扫；B. 动脉期；C. 静脉期；D. 排泄期；E. 动脉期。

图 23-1　泌尿系增强 CT

【诊断】

右侧输尿管占位，右肾积水，泌尿系感染，乙型病毒性肝炎，高血压 3 级（极高危），子宫切除术后。

【治疗经过】

患者主因发现右肾积水 1 个月入院，入院后积极完善相关检查，

右侧输尿管占位为积水原因所在，无手术禁忌证，予以右侧输尿管镜检查+组织活检。术后冰冻组织病理（图23-2）：（右输尿管肿物）可见子宫内膜腺体及间质，结合病史，病变符合子宫内膜异位症。患者右侧输尿管子宫内膜异位症诊断明确，1周后在全麻下行右侧输尿管狭窄段切除再吻合术，手术过程顺利，术后患者恢复良好。术后病理：（右输尿管肿物）输尿管肌层内可见子宫内膜腺体及子宫内膜间质，符合子宫内膜异位症。免疫组化结果：CK20（-），CK7（+），GATA3（+），Ki-67（+），P63（+），ER（+），PAX-8（+），PR（+），CD10（灶状+）。

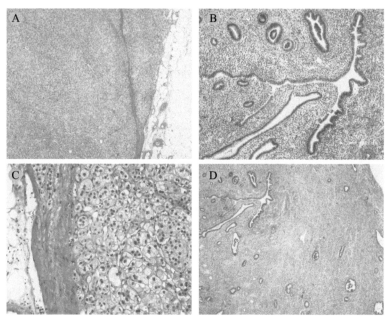

A. HE 染色，×40；B. HE 染色，×100；C. HE 染色，×200；D：HE 染色，×100。

图 23-2 术后病理

手术记录如下：取右下腹原阑尾切口长约10 cm，逐层切开皮肤、皮下组织、肌层，结扎剪断右腹壁下动静脉，内推腹膜，于右侧髂窝处寻及增粗的输尿管，游离显露输尿管中、下段，自髂血管处往下 5 cm 左右可触及输尿管内肿物，质地较硬，输尿管与周围组织粘连，仔细分离输尿管周围组织，向下游离输尿管至膀胱壁内段，于肿物下端 1 cm 处钳夹输尿管并切断输尿管，用 4 号丝线结扎输尿管断端。于肿物上端 1 cm 处切断输尿管，可见断端输尿管黏膜正常，切除病变输尿管送病理。牵拉输尿管考虑无法成功连接至膀胱，游离膀胱顶及膀胱右侧组织，于膀胱前顶部做梯形切口，上横行切口约 4 cm，逐层切开膀胱浆膜层、肌层、黏膜层至膀胱腔，切口向下延伸至顶后壁交界处，下底约 6 cm，做膀胱翻瓣手术。用 3-0 可吸收线连续缝合闭合膀胱顶壁缺口，接着用 3-0 可吸收线缝合膀胱瓣形成管腔，与输尿管断端进行端端吻合，置入输尿管支架管 1 根，上达肾盂，下方放入膀胱内，纵行缝合膀胱瓣肌层组织，缝合后查看输尿管 – 膀胱瓣连接无张力，吻合处及膀胱缝合部位无漏尿，使用周围组织包埋吻合部位，充分止血，查无活动性出血后，于右侧盆腔留置硅胶引流管 1 根。清点器械、纱布无误，逐层关闭各切口。术毕。

【随访】

患者术后 2 个月于我院复查泌尿系增强 CT 见膀胱形态良好，未见造影剂外溢，予以拔除尿管。3 个月后于我院拔除右侧输尿管支架管。患者术后规律复查泌尿系 CT 见肾积水减轻。

病例分析

1. 病例特点

（1）患者为青年女性，慢性起病，病程长。

（2）乙肝病史 6 年，规律服用抗病毒药物治疗；高血压病史 4 年，口服药物治疗，自诉血压控制可。2 年前因巧克力囊肿行子宫切除术；否认冠心病、糖尿病病史，否认其他传染病病史，海鲜过敏，否认药物过敏史，否认外伤史。

（3）临床表现：患者1个月前体检时行腹部超声检查提示右肾积水，进一步行泌尿系增强CT提示右输尿管下段及近膀胱入口可疑软组织密度影，右肾盂及输尿管扩张、积水，右肾轮廓不规则，建议进一步检查。患者无发热、腰痛、血尿，无尿频、尿痛，无恶心、呕吐等不适。

（4）体格检查：双肾区无红肿，无隆起，双肾未触及，双肾区无压痛、叩击痛，未闻及血管杂音。双侧输尿管走行区无压痛，未触及肿物。膀胱区无隆起，无压痛。双侧腹股沟淋巴结未触及肿大。

（5）辅助检查：泌尿系增强CT显示右输尿管下段及近膀胱入口软组织密度影，伴以上右肾盂及输尿管扩张、积水，结合病史，考虑右侧输尿管炎症改变，恶性不除外。

2. 诊疗思路分析

（1）患者为青年女性，主因发现右输尿管占位1个月入院，泌尿系增强CT示右输尿管下段及近膀胱入口软组织密度影，伴以上右肾盂及输尿管扩张、积水，根据患者病史、体格检查及辅助检查结果，右输尿管占位明确，肿瘤不除外。先行输尿管镜检查取活检，明确病理后再决定下一步治疗，术后病理回报病变符合子宫内膜异位症，为良性病变，遂行输尿管狭窄段切除再吻合术。

（2）鉴别诊断：①输尿管癌：该病患者多以肉眼血尿为首发表现，CT提示输尿管内占位，平扫呈中低密度，增强后可强化，本患者暂不能除外。②输尿管结石：该病患者可有腰腹绞痛、尿频、尿急、尿痛等症状，可见肉眼血尿，可有上端输尿管及肾盂积水，CT可见输尿管内高密度结石影，本患者临床表现与影像均不符合结石

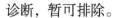

诊断，暂可排除。

（3）患者既往慢性乙型肝炎多年，规律治疗，乙肝病毒载量未检测到。术前肝功能正常，术后注意观察肝功能变化。

3. 多学科讨论

（1）患者输尿管占位、右肾积水诊断明确，具有手术指征，完善术前准备后先行输尿管镜取活检，明确病理后再决定下一步治疗，术中熟悉解剖，轻柔操作，严格止血，严格无菌操作，围手术期预防性使用抗生素。

（2）HIV感染者因其自身免疫功能的减退，需加强围手术期的整体管理。严格控制手术时间。术后应用抗生素，注意感染风险。患者CD8$^+$T淋巴细胞910个/μL，CD4$^+$T淋巴细胞615个/μL，CD4$^+$T淋巴细胞/CD8$^+$T淋巴细胞0.67；HIV病毒载量未检测到。无明显手术禁忌证，积极手术治疗。

纪世琪教授病例点评

原发性输尿管恶性肿瘤临床上比较少见，临床表现缺乏特征性，最常见的症状为无痛性、间歇性血尿，可伴有患侧腰部胀痛、腹部包块和尿路刺激症状，且术前诊断比较困难，诊断原发性输尿管恶性肿瘤的主要手段为IVU、膀胱镜、逆行造影检查及CT增强扫描。本例患者术前影像怀疑肿瘤，右侧输尿管占位不除外子宫内膜异位症。术后病理提示（右输尿管肿物）输尿管肌层内可见子宫内膜腺体及子宫内膜间质，符合子宫内膜异位症。子宫内膜异位症是指具有生长功能的子宫内膜组织（腺体和间质）出现在子宫腔以外的身体其他部位并种植生长而产生的病变。输尿管子宫内膜异位症是异位子宫内膜种植、浸润于输尿管及输尿管周围组织导致的特殊子宫内膜异位症，具有发病率低、起病隐匿、缺乏特征性表现等特点，≥50%的患者就诊时，可能已出现输尿管梗阻、不同程度的肾功能损伤或肾积水等情况，甚至出现肾衰竭。病理检查是诊断输尿管子宫内膜异位症的金标准。输尿管子宫内膜异位症误诊后果严重，为跨学科的交叉疾病，是临床诊疗的盲点，应提高对该病的敏感性，明确诊断后，应及时解除梗阻，保护肾功能，积极手术，配合药物治疗，预防复发。手术是治疗子宫内膜异位症的主要方法，传统采用开放手术治疗。近年来，随着腹腔镜技术的发展，腹腔镜手术因其创伤小、恢复快、瘢痕小、粘连少等优点广泛应用于临床。该病例自髂血管处往下 5 cm 左右可触及输尿管内肿物，肿物较长，切除后牵拉输尿管考虑无法成功连接至膀胱，对于肿瘤较大、长段的输尿管切除，特别是长度超过 7 cm 的，可行自体肾移植、回肠代输尿管吻合术，膀胱的血供较为丰富，逐渐分支进入膀胱壁及深层，形成良好的血管网络。本患者病变部位为输尿管下段，利用膀胱翻瓣替代缺损输尿管，可减少甚至避免自体肾移植、回肠代输尿管手术相关的并发症，而且由于采用的是自体组织，在组织相容性和生理功能上较其他方法更有优势。因此，我们根据膀胱壁血供丰富、伸缩性优良的特性，尝试将膀胱翻瓣应用于该治疗，在不干扰脏器功能的情况下，最大限度恢复肾 – 输尿管 – 膀胱的尿流通路。

【参考文献】

[1] 戴毅，张俊吉，郎景和，等 . 2018 年子宫内膜异位症诊治现状方便抽样调查报告 . 中华妇产科杂志，2020，55（6）：1077-1108.

[2] 杨华娣，蒋学禄，应翙，等 . 复方大血藤灌肠剂联合 GnRH-a 治疗腹腔镜术后子

宫内膜异位症的临床研究 . 中国中西医结合杂志，2019，39（3）：288-292.

[3] Y-HASSAN S，FALHAMMAR H . Cardiovascular manifestations and complications of pheochromocytomas and paragangliomas . Clin Med，2020，9（8）：2435.

（袁鹏飞　整理）

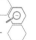

病例 24　阴茎癌合并 HCV 感染

病历摘要

【基本信息】

患者男性，45 岁，主因"包茎 2 年，尿道外口处包皮肿物 4 个月"门诊入院。

现病史：患者自幼包皮长，年轻时可以外翻露出龟头。2 年前患者无明显诱因开始包皮无法外翻，排尿通畅。4 个月前无明显诱因发现尿道外口腹侧处包皮有一小皮肤裂口，并有血性渗出物，量不多，偶伴有疼痛，无明显尿痛及血尿，排尿通畅，包皮不能外翻，与龟头粘连，未予重视。2 个月前患者发现腹侧阴茎近尿道外口处包皮小裂口演变成肿物，逐渐增大，目前直径约 5 cm，且表面破溃不愈，仍伴有疼痛，无明显尿痛及血尿，排尿不畅，包皮不能外翻。曾就诊外院均按阴茎包皮炎治疗，效果均不佳。为求进一步治疗，遂到我院就诊，门诊以"阴茎肿物"收入院。

既往史：丙型肝炎病史 10 年，高血压病史 8 年余，血压最高 180/100 mmHg，口服苯磺酸氨氯地平等药物治疗，血压控制可。2 型糖尿病病史 2 年，口服达格列净、格列美脲治疗，血糖控制可。否认冠心病病史，否认其他传染病病史，否认食物、药物过敏史，否认手术、外伤史。

个人史：无地方病疫区居住史，无传染病疫区生活史，无冶游史，否认吸烟史，否认饮酒史。已婚，已育。

【体格检查】

生命体征平稳，双肾区无红肿及隆起，未触及肿物，双肾区无叩击痛，未闻及血管杂音。双侧输尿管走行区无压痛，未触及肿物。膀胱区无隆起，叩诊为浊音。双侧腹股沟淋巴结未触及肿大，双侧锁骨上淋巴结未触及肿大。包皮不能外翻，与龟头致密粘连，腹侧阴茎近尿道外口处包皮肿物，直径约 5 cm，呈菜花样，侵及阴茎及尿道海绵体，质地较硬，阴茎皮肤腹侧肿物红肿且表面破溃，无明显触痛。

【辅助检查】

实验室检查：血常规、尿常规、便常规、肝肾功能、电解质、凝血功能等无明显异常。HCV RNA 未检测到。

影像学检查：泌尿系增强 CT（图 24-1）示阴茎软组织占位。

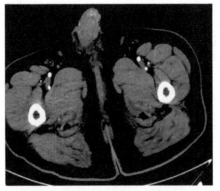

动脉期见阴茎软组织占位，轻度强化。

图 24-1　泌尿系增强 CT

【诊断】

阴茎肿物，慢性丙型肝炎，高血压 3 级（高危），2 型糖尿病。

【治疗经过】

患者入院后积极完善相关检查，阴茎根部局部阻滞麻醉后，用尖刀在肿瘤组织做楔形切除，取标本 3 块送病理，诊断性切除病理：（阴茎肿物）被覆鳞状上皮组织，呈慢性活动性炎，部分上皮中—重度异型增生，上皮脚下延、向固有层内浸润性生长，局灶癌变（鳞状细胞癌）。有手术指征，无手术禁忌证，完善术前准备后在腰麻下行阴茎肿物切除术，术后病理（图24-2）：（阴茎肿物）中分化鳞状细胞癌，肿瘤侵及尿道海绵体，未累及尿道，未见明确脉管内癌栓及神经侵犯，阴茎断端未见肿瘤。免疫组化结果：CK5/6（＋），Ki-67（20%+），P40（＋）。术后患者恢复良好，出院后留置尿管2周。

阴茎部分切除术手术记录：将阴茎放入无菌避孕套内，近端使用丝线结扎，铺无菌巾。阴茎根部扎止血带，环绕阴茎距离根部约2.5 cm，离肿瘤上缘2 cm处做皮肤切口，达阴茎筋膜，在皮下和阴茎筋膜之间分离出阴茎背浅静脉，在其近端结扎并切断，再切开阴茎筋膜。分离阴茎背深静脉、阴茎背动脉及神经，分别将其结扎和切断，切断阴茎海绵体，但保留与尿道相邻的阴茎白膜，以防尿道坏死和外口狭窄。继之向远端分离尿道，在距阴茎海绵体断端1～1.5 cm处横断尿道，然后水平位切开尿道末端，形成上下两瓣。用7-0号丝线间断缝合阴茎海绵体断端，缝线穿过两侧阴茎白膜及纵隔。缝合皮肤放开止血带，完善止血后，将皮肤创缘缝合。尿道口成形将尿道末端上、下两瓣的黏膜外翻与皮缘缝合。留置导尿管，从尿道外口插入导尿管至膀胱，并用缝线将其固定。术毕。

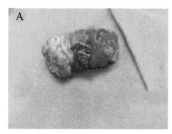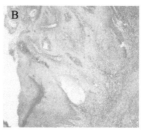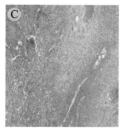

A. 术后标本；B. HE 染色，×40；C. HE 染色，×100。

图 24-2　阴茎肿物标本及术后病理

【随访】

患者术后 2 周于我院拔除尿管，排尿通畅。3 个月后于我院复查泌尿系增强 CT 未见腹股沟区淋巴结转移，切口愈合良好，排尿通畅。

病例分析

1. 病例特点

（1）患者为中年男性，隐匿起病，病程短。

（2）临床表现：患者自幼包皮长，年轻时可以外翻露出龟头。2 年前患者无明显诱因开始包皮无法外翻，排尿通畅。4 个月前无明显诱因发现尿道外口腹侧处包皮有一小皮肤裂口，并有血性渗出物，量不多，偶伴有疼痛，无明显尿痛及血尿，排尿通畅，包皮不能外翻，与龟头粘连，未予重视。2 个月前患者发现腹侧阴茎近尿道外口处包皮小裂口演变成肿物，逐渐增大，目前直径约 5 cm，且表面破溃不愈，仍伴有疼痛，无明显尿痛及血尿，排尿不畅，包皮不能外翻。曾就诊外院均按阴茎包皮炎治疗，效果均不佳。

（3）既往史：丙型肝炎病史 10 年，高血压病史 8 年余，血压最高 180/100 mmHg，口服苯磺酸氨氯地平等药物治疗，血压控制可。2 型糖尿病病史 2 年，口服达格列净、格列美脲治疗，血糖控制可。

（4）体格检查：双侧腹股沟淋巴结未触及肿大，双侧锁骨上淋巴结未触及肿大。包皮不能外翻，与龟头致密粘连，腹侧阴茎近尿道外口处包皮肿物，直径约 5 cm，呈菜花样，侵及阴茎及尿道海绵体，质地较硬，阴茎皮肤腹侧肿物红肿且表面破溃，无明显触痛。

（5）辅助检查：泌尿系增强 CT 显示阴茎软组织占位，请结合临床。

2. 诊疗思路分析

（1）患者为中年男性，隐匿起病，病程短。阴茎头部发现菜花样肿物伴糜烂、血性分泌物，既往有包茎史，需要高度怀疑阴茎癌，临床分期 $cT_2N_0M_0$，有手术指征，手术方式为阴茎部分切除术。阴茎癌最常见的转移部位为肺、肝、骨，需要完善头部 CT、胸部 X 线或 CT、腹部 CT、放射性核素骨扫描等检查以排除远处转移可能。

（2）鉴别诊断：①尖锐湿疣：是一种性传播疾病，多为菜花样，经常出现在阴茎的多个地方而非仅仅在龟头处。本患者阴茎头部发现菜花样肿物伴糜烂，目前暂不能排除，需要病理检查明确诊断。②黏膜白斑病：会出现白色斑点和斑块。本患者查体龟头无白色斑点及斑块，暂不考虑。

（3）患者术后病理证实为中分化鳞状细胞癌，肿瘤侵及尿道海绵体，未累及尿道，未见明确脉管内癌栓及神经侵犯，阴茎断端未见肿瘤。病理分期为 $pT_2N_0M_0$，建议密切随访。

3. 多学科讨论

（1）患者阴茎癌诊断明确，临床分期为 $T_2N_0M_0$，有手术指征，手术方式为阴茎部分切除术。术中熟悉解剖，轻柔操作，防止职业暴露，围手术期预防性使用抗生素。

（2）本患者为慢性丙型肝炎患者，术前检查肝功能正常，丙肝病毒未检测到，术后应加强肝功能监测。

纪世琪教授病例点评

　　阴茎癌起源于阴茎头、冠状沟和包皮内板黏膜及阴茎皮肤，是一种罕见的恶性肿瘤，预后较差。阴茎鳞癌患者临床表现无特异性，可呈菜花样突起，质脆易出血，或伴有脓性分泌物和恶臭，常因包茎早期难以发现而延误诊断。特别是某些早期损害与尖锐湿疣相似，常容易漏诊或误诊，病理活检是确诊的主要依据。因此，对于单发和易反复发作的所谓的尖锐湿疣患者，应做组织病理学检查。当遇到无明显诱因出现的阴茎及包皮溃疡，尤其长久不愈者，或包茎、包皮过长、其内扪及小肿块者应考虑阴茎癌可能，也应及时做组织病理学检查，避免误诊。有时因取材太浅表或者部位不准确，未取到实际病变组织，可导致假阴性，延误诊断。尽量将病变组织与正常组织交界处作为取材的着重点，多点取材，这样可以尽量避免遗漏与误诊。阴茎癌的治疗以外科手术为主，放化疗及其他治疗为辅助措施，对于病灶涉及阴茎体的患者可采用阴茎部分切除术，该手术要求切缘距离肿瘤组织至少 2 cm。阴茎保留 2 cm 能显著提高患者的生活质量，同时尿道残端较阴茎残端长 1 cm 以上将明显降低尿道回缩的可能性，显著改善患者日后的排尿体验。对于 CT、MRI 或病理活检明确有远处淋巴结转移的患者或远处转移可疑的患者，通常会进行淋巴结清扫。阴茎癌对化疗药物通常不太敏感，对于浅表性且无转移的阴茎癌，进行病灶局部切除即可取得良好疗效；而对于病灶范围大或有浸润表现而无远处转移的患者，采用阴茎全切术或部分切除术联合改良腹股沟淋巴结清扫术可取得较好的手术效果。

【参考文献】

[1] 黄志成，彭栋，陈智林，等.阴茎切除联合改良腹股沟淋巴结清扫术治疗阴茎癌的疗效观察.中国肿瘤外科杂志，2018，10（3）：182-183，197.

[2] 张兴保，邱学德.阴茎癌治疗的研究进展.医学综述，2019，25（18）：3617-3621.

[3] 韩辉，黄康博.晚期阴茎癌综合治疗进展.肿瘤综合治疗电子杂志，2020，6（4）：17-20.

（袁鹏飞　整理）